Una Guía Para Comenzar Con Los Aceites Esenciales Segunda Edición © 2019

© 2019 Agape Aroma, LLC.
All Rights Reserved.

ISBN: 978-0-578-48913-1
Printed in the United States of America
Escrito por: Joseline Capre y Gladys Leonardo, Distrubtores Independientes
Powered by: Oily App

Ninguna parte de esta guía de referencia puede ser reproducida o transmitida de ninguna manera ni por ningún medio, electrónico o mecánico, incluyendo fotocopias y/o, grabaciones, ni por cualquier otro sistema de almacenamiento o recuperación, sin el permiso por escrito de la publicadora.

Para obtener copias adicionales de este libro, visite www.AgapeAroma.com

Para obtener información sobre descuentos especiales para compras al por mayor, comuníquese con AgapeAroma1@gmail.com con el asunto "Pedido de libros al por mayor".

La información contenida representa las opiniones de los autores y no representa a Young Living ni a ningún profesional médico. Las declaraciones no han sido evaluadas por la FDA. Ni las sugerencias ni los productos no pretenden diagnosticar, tratar o curar enfermedad alguna.

Referencia
"Acerca de Young Living." www.youngliving.com, 2019, https://www.youngliving.com/es_US/company/about
"Quien Somos" www.Younglivingfoundation.org, 2019, https://younglivingfoundation.org/who-we-are
"Essential Sharing, First Edition." by Vicki H. Opfer & Christopher R. Opfer, J.D.,

Editor: Sandra Castro | sandra.castro.editor@gmail.com

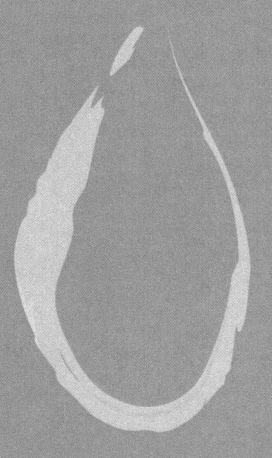

Vengan, todos los que tengan sed,
vengan a las aguas. *Isaías 55:1*

El que cree en mí, como dice la Escritura: de lo más profundo
de su ser brotarán ríos de agua viva. *Juan 7:38*

YOUNG

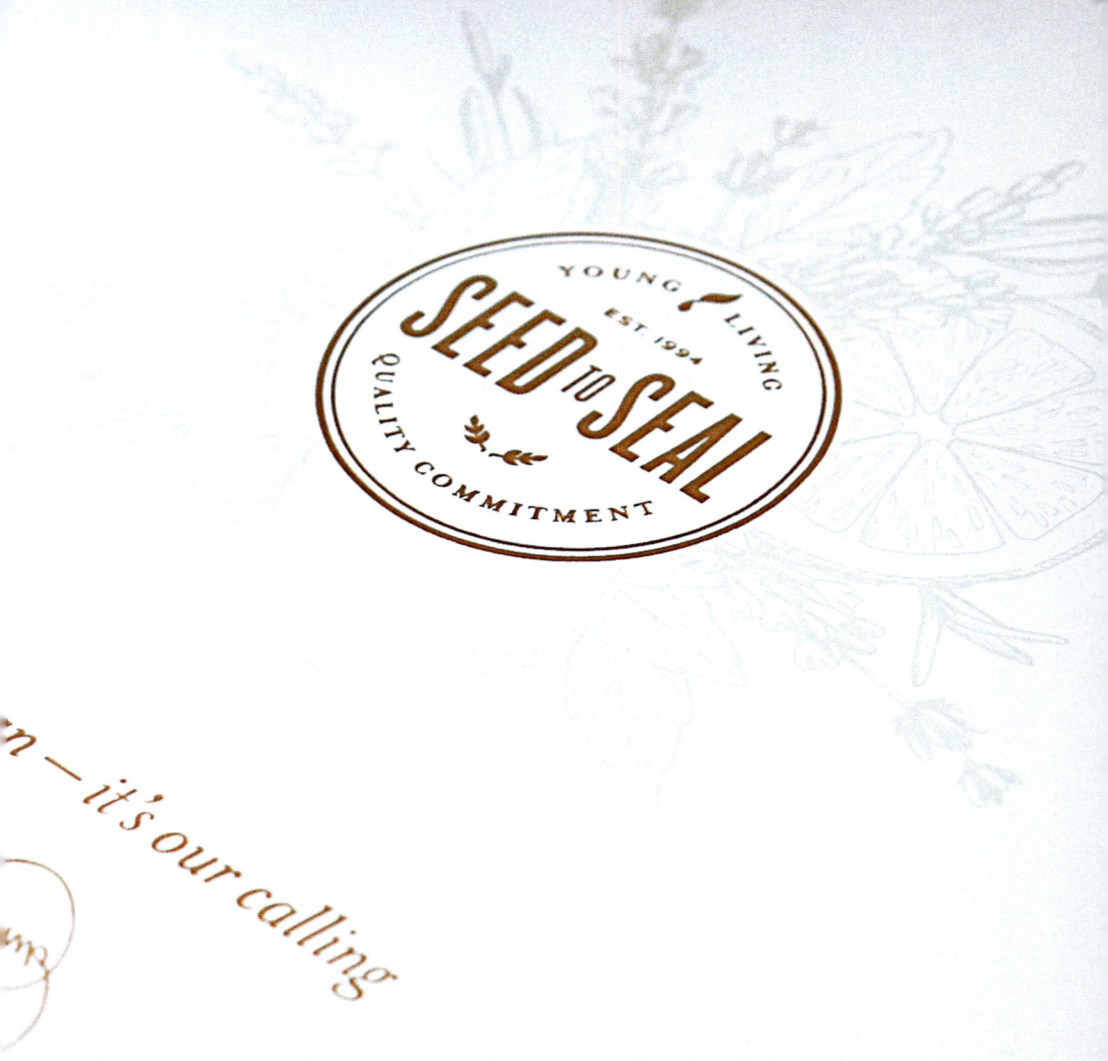

SEED TO SEAL
YOUNG LIVING
EST. 1994
QUALITY COMMITMENT

n — it's our calling

DEDICACIÓN Y AGRADECIMIENTOS

Este libro está dedicado a nuestros niños que nos observan sentados en la mesa de la cocina durante interminables horas mientras colaboramos, traducimos y realizamos este libro.

A nuestros maridos, que nunca se han quejado, por su continuo apoyo en nuestro interés en llevar aceites esenciales a todas las familias.

A nuestra familia extendida por su continuo apoyo. Gracias por su aliento y por creer en nosotras.

A nuestros seguidores, a todo nuestro equipo y a los futuros miembros. Gracias por su compromiso de unirse a nosotros en este viaje para traer bienestar, propósito y abundancia a cada hogar.

TABLA DE CONTENIDO

Bienvenida	1
Renuncia De Responsabilidad	2
Fundación de D. Gary Young	3
¿Qué Es Un Aceite Esencial?	5
¿De Dónde Provienen Los Aceites Esenciales De Young Living?	6
3 Maneras De Utilizar Aceites Esenciales De Young Living	7
Seguridad Esencial Del Aceite	9
Aceites Portadores	11
Semilla Al Sello®	12
La Diferencia De La Vitalidad Contra La No Vitalidad	13
Vitalidad De Limón	15
Vitalidad De Digize	17
Vitalidad De Citrus Fresh	19
Vitalidad De Menta	21
Vitalidad De Thieves	23
Incienso	25
Valor	27
Panaway	29

Raven	31
Stress Away	32
Lavanda	33
Peace & Calming	35
Más Que Aceites Esenciales	37
¿Cómo Puedo Registrarme?	39
Opciones Diferentes Del Kit De Inicio	41
Thieves Kit	43
NingXia Red Kit	44
CBD Kit	45
Diferentes Opciones De Difusor	47
Programa De Recompensas	49
Oportunidad De Negocio	50
YLGO y YLIGO+	51
Recetas Para tu Difusor	53
Notas	54
Sobre Las Autoras	55
Únase A Nosotros	56

Una Guía Para Comenzar Con Los Aceites Esenciales

BIENVENIDA

Nuestra comunidad se inició en 1993, cuando Gary Young desarrolló su primera cosecha y destilación de hierbas orgánicas. Aunque en ese momento, Gary ya había descubierto los increíbles beneficios de los aceites esenciales, la calidad de los productos disponibles era tan variable que no había podido aprovechar plenamente su potencial. Si bien sabía que los aceites esenciales de alta pureza tenían la capacidad de producir resultados increíbles, descubrió que los aceites químicamente adulterados eran a menudo ineficaces y nocivos.

Gary y Mary Young fundaron Young Living Essential Oils en 1994, una empresa que capacita a sus miembros para compartir aceites esenciales de alta pureza alrededor del mundo. Gary comenzó a expandir sus campos de cultivo en Utah e Idaho y empezó a cosechar lavanda, menta, melisa y amaro, entre otras muchas hierbas. Mary siempre lo acompañó y lo apoyó en el crecimiento de la compañía.

Para satisfacer la progresiva demanda de aceites esenciales puros, Young Living construyó no sólo la destilería más grande, sino también la tecnológicamente más avanzada, para la producción de aceites esenciales en Norteamérica. Al mismo tiempo, desarrolló el innovador proceso de Seed to Seal® (De la Semilla al Sello), que preserva la integridad y la potencia de los aceites esenciales naturales en cada paso de la producción.

Young Living se ha convertido en líder mundial en la extracción de aceites esenciales. Con su sede principal en Lehi (Utah) y con oficinas en Australia, Europa, Canadá, Japón y Singapur -además de fincas alrededor del mundo-, Young Living sigue siendo fiel a la visión original de Gary Young. Con un firme compromiso hacia la pureza de los aceites esenciales, nuestra empresa ha logrado inspirar a millones de personas a nivel global, no solo para que experimenten los dones de la naturaleza, sino también para ayudar a generar abundancia entre los miembros Young Living y descubrir nuevas oportunidades de crecimiento continuo.

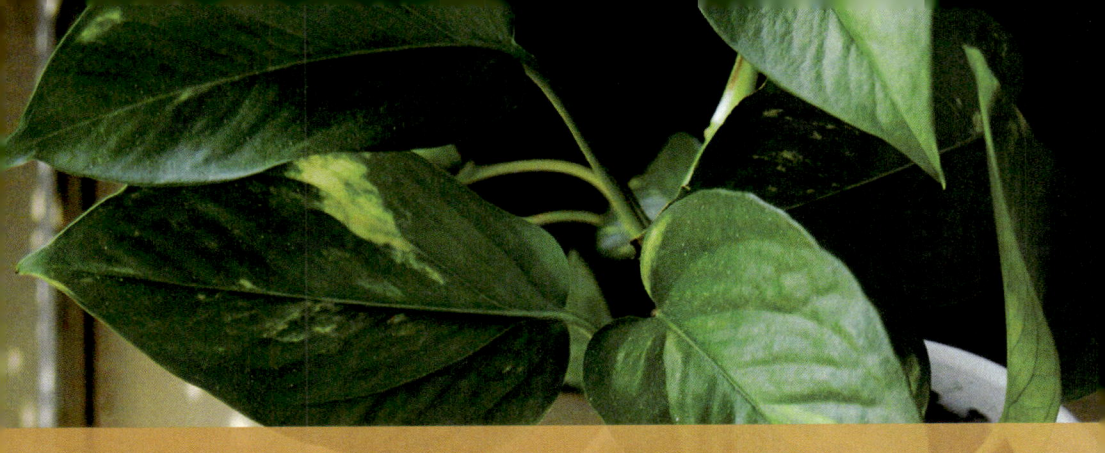

RENUNCIA DE RESPONSABILIDAD

No somos profesionales médicos. La información que se comparte en este libro no tiene la intención de tratar, curar o diagnosticar ninguna enfermedad, ni pretende reemplazar la atención o la ayuda de un médico profesional. Los consejos se basan en el uso de la marca de aceites Young Living específicamente.

El uso y la aplicación de esta información se realiza exclusivamente bajo su propia responsabilidad. Creemos que cuando le das al cuerpo el apoyo que necesita, entonces el cuerpo puede cuidarse solo.

No somos expertos. No necesita ser un experto para tomar mejores decisiones para su salud y bienestar. Solo requiere un poco de investigación y experimentación.

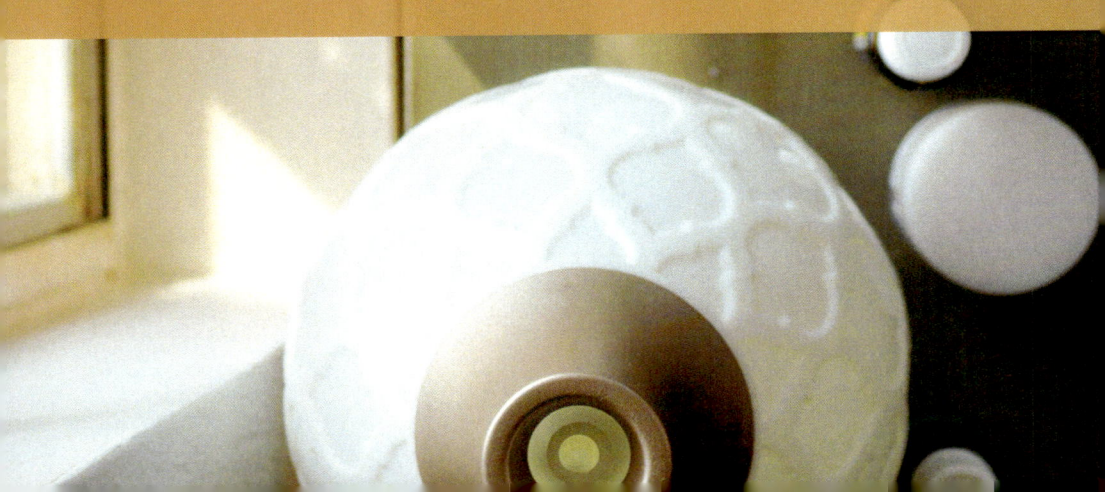

The D. Gary Young
YOUNG ⊕ LIVING FOUNDATION
SUPPORTER

MISIÓN

La Fundación Young Living de D. Gary Young se compromete a capacitar a las personas para que alcancen su potencial y desafíen las limitaciones al brindarles oportunidades de bienestar y educación a las comunidades.

VISIÓN

Imaginamos un mundo en el que a los niños se les proporcionen los recursos y las oportunidades necesarias para que se conviertan en líderes seguros y autosuficientes que puedan tomar el control de su propia salud, cuidar de sus familias y cambiar positivamente su comunidad.

Desde que D. Gary Young comenzó la Fundación en 2009, nos hemos centrado en brindar recursos a los empobrecidos para que puedan alcanzar su potencial. Nuestra misión y visión sirven como nuestra dirección para proporcionar soluciones a largo plazo.

Una parte de la venta de libros beneficiará a la Fundación D. Gary Young.

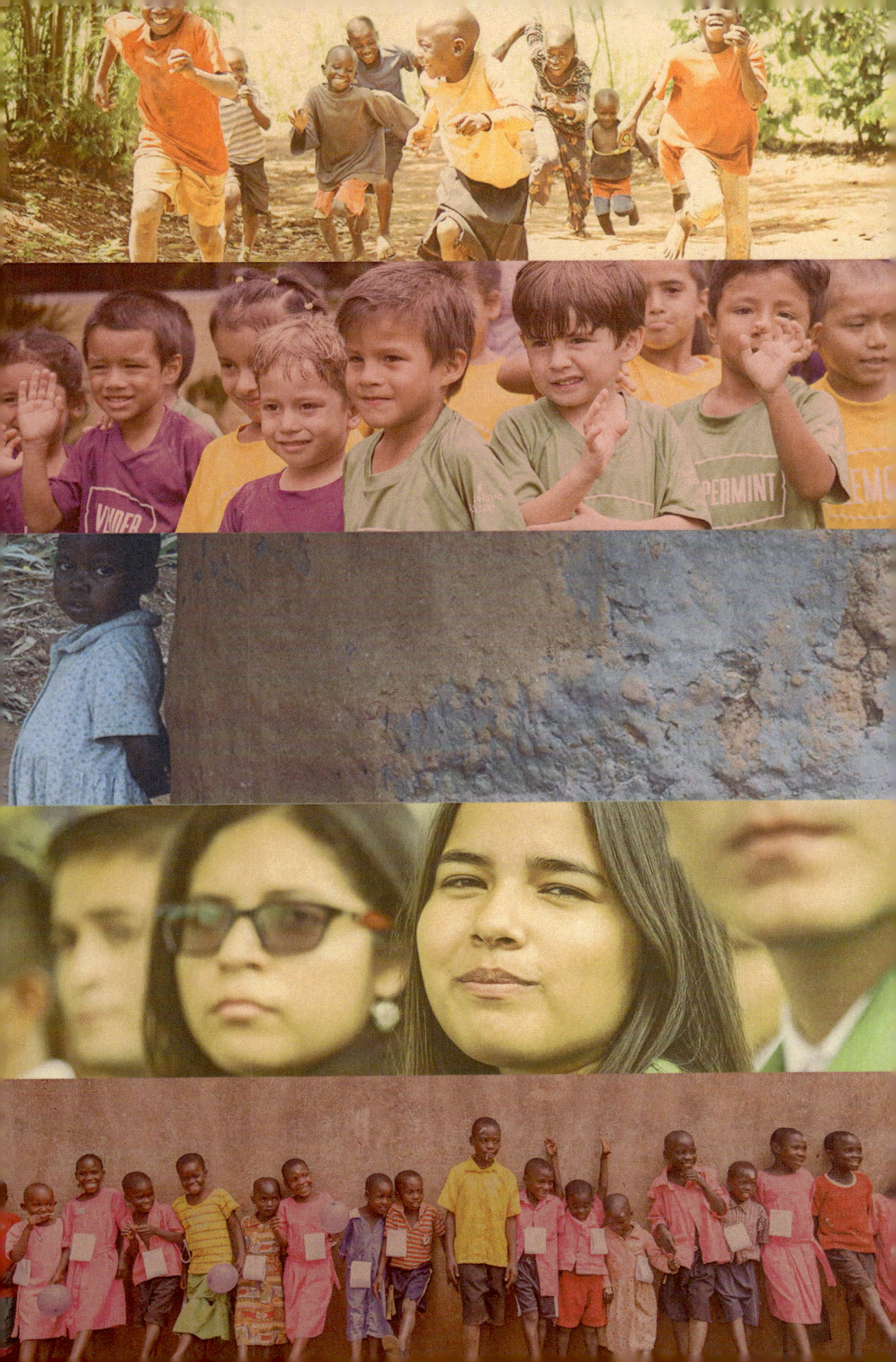

¿QUÉ ES UN ACEITE ESENCIAL?

Los aceites esenciales son el líquido volátil de una planta, lo que significa que, a diferencia de los aceites grasos, se evaporan.

ACEITES ESENCIALES:

- A menudo se los conoce como la "sangre vital" de la planta.
- Se extraen de árboles, arbustos, flores, tallos y semillas.
- Los aceites esenciales no caducan. Duran un tiempo bien largo.
- Son la forma más pura y más potente de una hierba.
- No son una novedad. Son la forma más antigua conocida de cuidado personal y se remonta al comienzo de los tiempos.

Los aceites esenciales son útiles para apoyar TODOS los sistemas del cuerpo: esquelético, musculare, cardiovasculare, digestivo, endocrino, nervioso, respiratorio, linfático, urinario, reproductivo e integumentario, así como para todas las estructuras y funciones del cuerpo.

¿DE DÓNDE PROVIENEN LOS ACEITES ESENCIALES DE YOUNG LIVING?

Los aceites esenciales de Young Living se obtienen utilizando cuatro métodos diferentes:

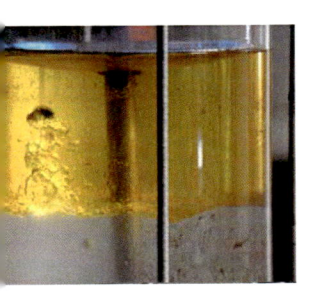

Destilación al vapor: Young Living utiliza un proceso de destilación de vapor apropiado para extraer los aceites esenciales de los botánicos. El material de la planta recolectada se empaqueta suavemente en el cilindro, y el vapor se eleva a través del material, llevando consigo los aceites esenciales de la planta. A medida que el vapor asciende, ingresa a los tubos y se enfría colocándose en un recipiente de vidrio.

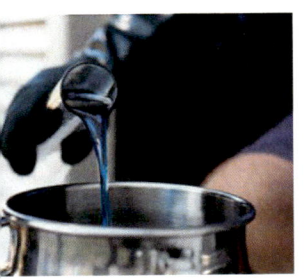

Prensado en frío: esta técnica se utiliza específicamente para aceites cítricos y aceites grasos para no dañar ninguna de las moléculas delicadas que se encuentran en los botánicos. Los materiales vegetales se prensan usando un gran peso. A medida que el material se condensa, obtenemos nuestros aceites esenciales.

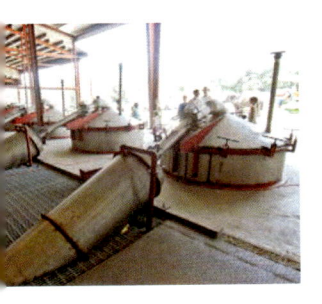

Destilación y tapping de resina: esta técnica se usa para algunos de los aceites esenciales de Young Living, incluidos Incienso, Mirra y Copaiba. Al recolectar estos aceites, la planta se corta. Para sanar el corte, la planta envía resina al sitio. La resina es luego seleccionada. La resina en sí se destila al vapor de manera similar al primer método.

3 MANERAS DE UTILIZAR ACEITES ESENCIALES

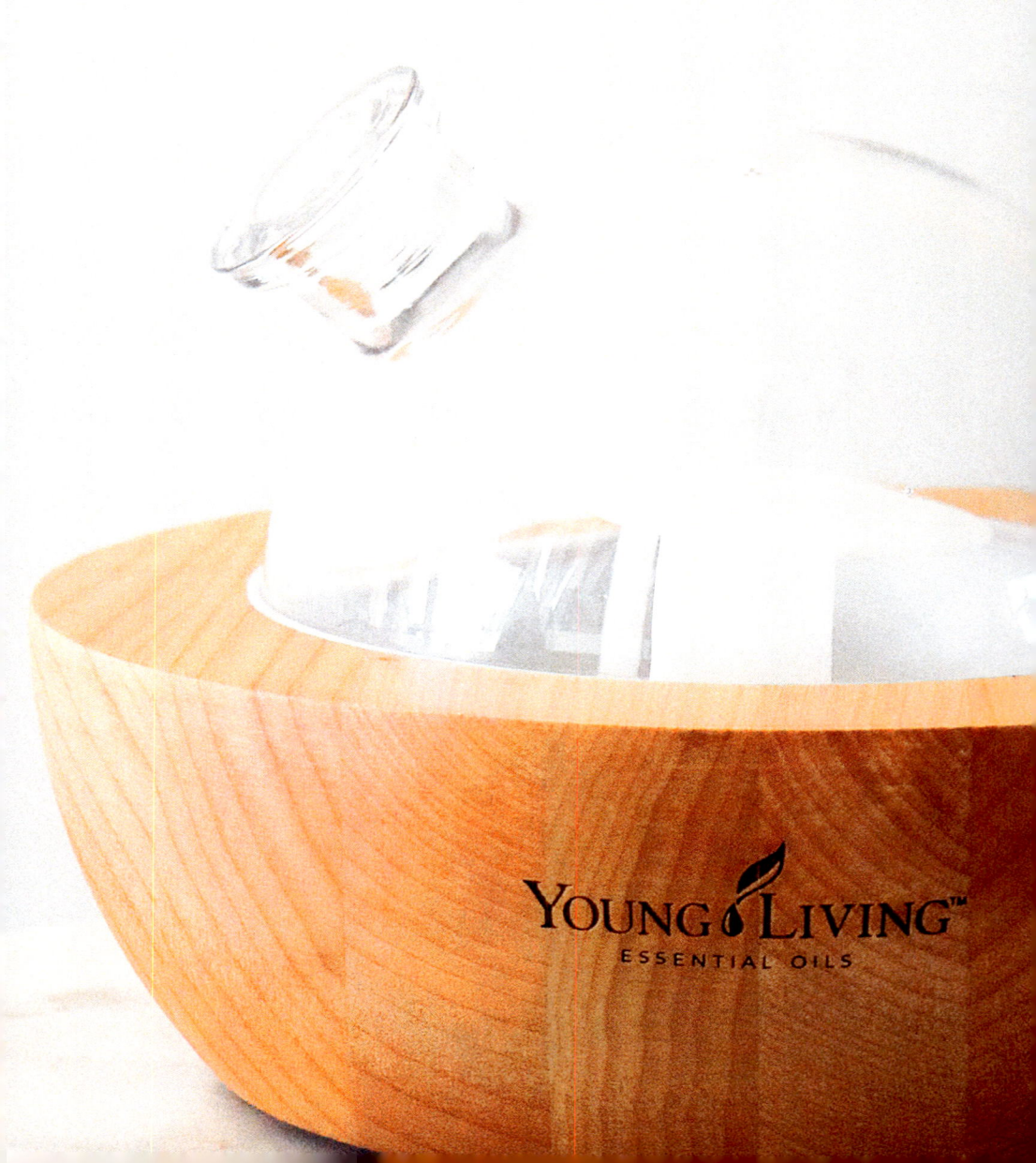

YOUNG LIVING™
ESSENTIAL OILS

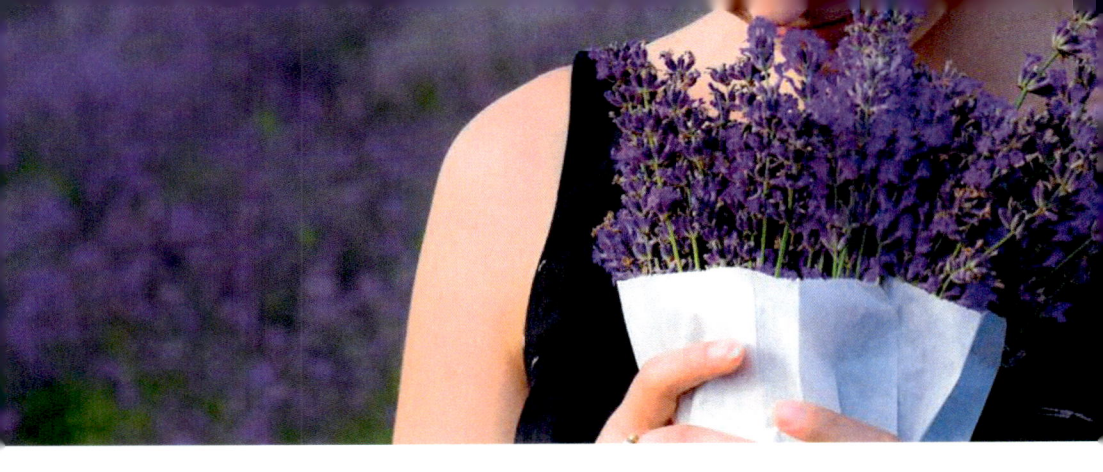

1 AROMÁTICO

Cuando el aceite entra en contacto con el aire tarda 22 segundos en llegar al cerebro. La única forma de llegar al área límbica del cerebro es a través del olor, haciendo que los aceites sean útiles para las personas que desean apoyo emocional. La difusión refresca el aire y hace que tu hogar huela como quieras, sin productos químicos ni toxinas.

2 APLICAR POR VÍA TÓPICA

Las moléculas de aceite esencial son pequeñas y la piel las absorbe rápidamente. No te sentirás grasoso cuando apliques un aceite en la piel, será absorbido por el cuerpo.

Cuando se aplica por vía tópica, el aceite tarda 2-3 minutos en llegar al torrente sanguíneo y 20 minutos en afectar cada célula del cuerpo. Los aceites se metabolizan en 2 horas y media, por lo que si está trabajando en una condición específica, deberá volver a aplicarlo cada 2 ½ horas. Algunos lugares favoritos para aplicar aceites son las muñecas, detrás de las orejas, el cuello, las sienes, la barriga o la planta de los pies.

3 INTERNAMENTE

Poner en agua / bebidas, cocinar / hornear, en cápsulas, etc. Use una copa de vidrio o una botella de acero inoxidable cuando beba. No use plástico o espuma de poliestireno. Los aceites esenciales son tan potentes que se comerán el plástico al ingerirlos y te harán daño.

SEGURIDAD ESENCIAL DEL ACEITE

¿Son seguros los aceites esenciales?

Sí, son seguros, al igual que las plantas de donde provienen. No obstante, debemos ser responsables cuando los usemos.

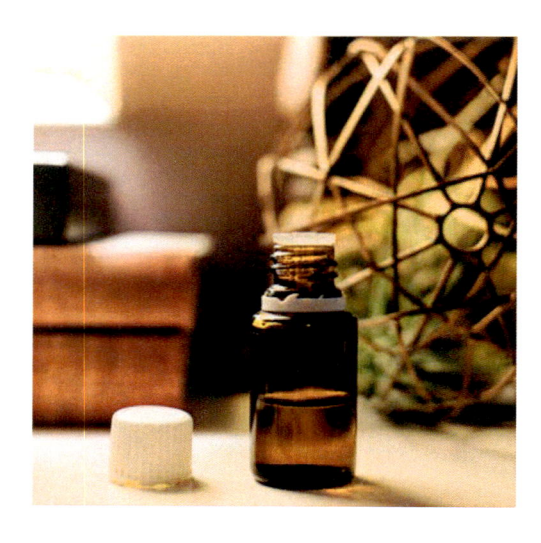

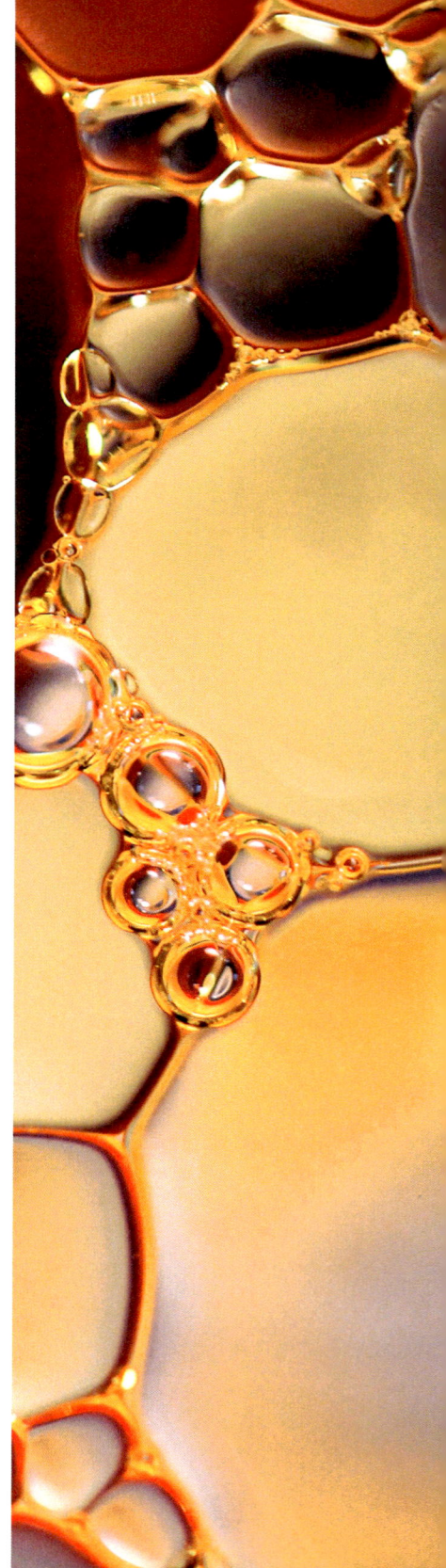

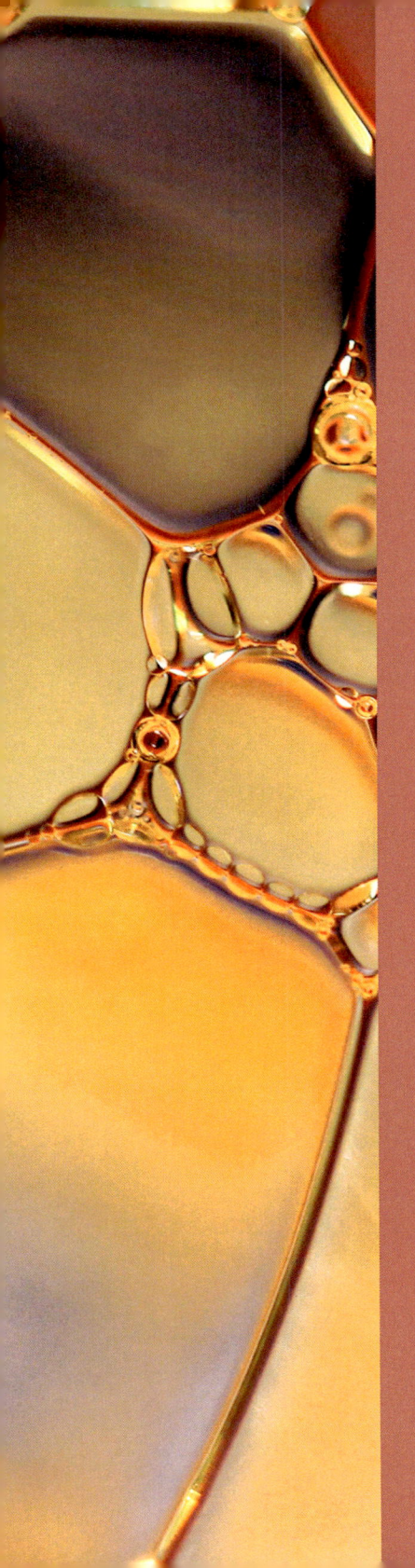

ANTES DE USAR ACEITES ESENCIALES, ESTOS SON ALGUNOS CONSEJOS DE SEGURIDAD:

1. Nunca debe colocar aceites esenciales dentro de su oreja.

2. Nunca debe colocar aceites esenciales cerca o en los ojos.

3. Infórmese sobre los métodos y las proporciones adecuadas para diluir aceites esenciales.

4. Algunos aceites esenciales se consideran CALIENTES para la piel. Aprender más sobre este y otros problemas de sensibilidad es importante.

5. Evite usar aceites cítricos y mezclas que contengan cítricos en su piel dentro de las 12-18 horas de exposición al sol.

6. Siempre lea las etiquetas de aceites esenciales para mayor información y un correcto uso.

ACEITES PORTADORES

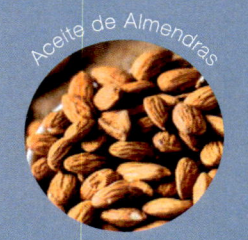

Alguno aceites esenciales necesitan ser aplicados junto con un aceite portador como base, ayudándoles a penetrar hasta el torrente sanguíneo. Estos son: Aceite De Aguacate, Almendras, Argán, Coco, Semilla De Mamey, Jojoba, Rosa De Mosqueta y Semilla De Uva.

Al aplicar aceites esenciales en la cara, debe usar un aceite graso. Si siente que un aceite esencial está CALIENTE, agregue un aceite graso para diluirlo. Estos aceites pueden minimizar la incomodidad. No debe usar agua cuando trate de diluir un aceite esencial.

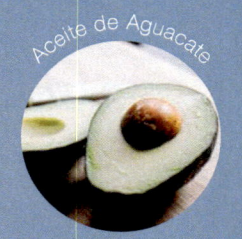

Una vez que se haya unido a Young Living, asegúrese de consultar la guía de seguridad en la Oficina Virtual (un área del sitio web de Young Living solo para miembros). Puede consultarla para aprender los principios básicos del uso del aceite esencial, cómo manejar la sensibilidad de la piel y otra información valiosa.

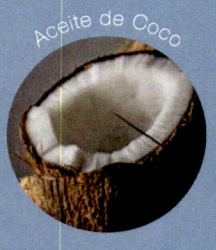

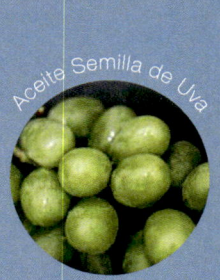

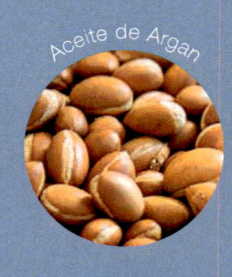

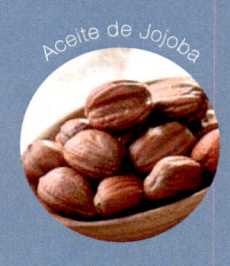

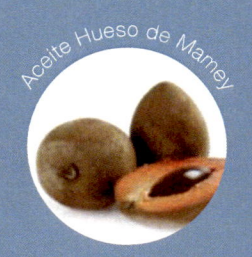

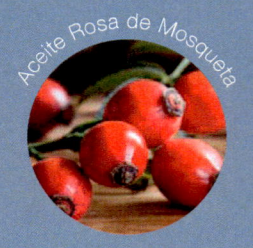

SEMILLA AL SELLO®
(SEED TO SEAL®)

Millones de personas en todo el mundo han descubierto que una gota de aceite esencial puede marcar la diferencia. Estamos comprometidos a establecer y a mantener el más alto estándar de liderazgo en la industria de productos de aceites esenciales, por lo que nuestro trabajo seguirá transformando vidas.

Nuestra empresa cuenta con estrictos estándares de calidad que nos permiten entregar productos fiables, polifacéticos y efectivos. Estamos orgullosos de ofrecer una extensa línea de soluciones auténticas, que conservan toda la pureza y representan lo mejor de la naturaleza, por cuenta de nuestro innovador programa Seed to Seal® (De la Semilla al Sello).

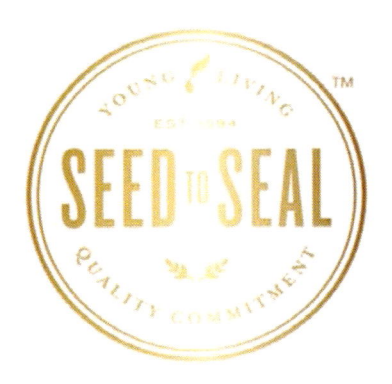

Nuestros miembros siempre han comprendido que nuestro programa De la Semilla al Sello se compone de una serie de rigurosos pasos de control de calidad. Te invitamos a descubrir nuestro proceso. De la Semilla al Sello asegura que, con cada suplemento específico, cada solución para el cuidado de la piel y cada aceite esencial puro que tu familia utiliza, estará disfrutando del beneficio de nuestros recursos globales y del liderazgo que hemos mantenido en la industria. ¿El resultado? Un producto final prístino que ha sido creado responsablemente, con conciencia ecológica, basado en la ciencia y bajo rigurosos estándares.

Son tres los pasos concretos que seguimos para entregarte productos transformadores, innovadores y puros. Las normas son exigentes, pero un producto es tan bueno como el proceso que lo creó y estamos comprometidos con niveles de calidad que van más allá de todas las expectativas de la industria, para brindarte una vida mejor.

LA DIFERENCIA DE LA VITALIDAD CONTRA LA NO VITALIDAD

Todos los aceites de Young Living tienen el mismo compromiso de Seed to Seal®, asegurando una calidad sin igual. La línea Vitality es perfecta para agregar sabor a sus comidas favoritas o usar como suplementos dietéticos.

Le da la libertad de compartir y explorar algunos de nuestros aceites esenciales más queridos en una variedad de formas nutritivas y deliciosas. Descubre la vitalidad: ¡para la comida, la familia y la vida!

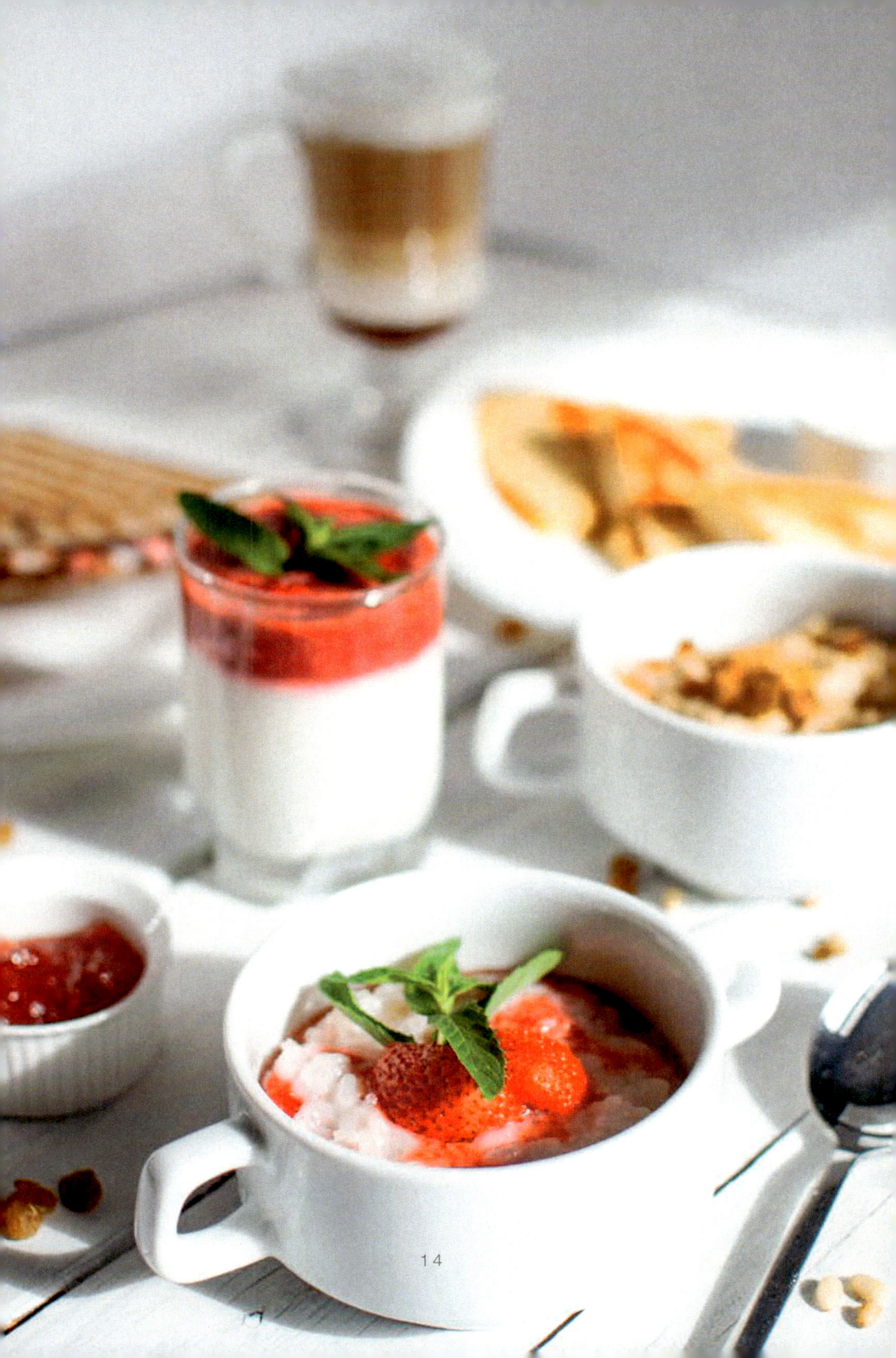

VITALIDAD DE LIMÓN
LEMON VITALITY

Vitalidad de limón puede agregar un sabor brillante y dinámico a muchos platos. Su versatilidad en recetas dulces y saladas es lo que hace de esta fruta un producto popular en las cocinas de todo el mundo. Use el aceite esencial Vitality de limón de Young Living para agregar sabor a los alimentos salados como el pescado y el pollo o los alimentos dulces como los pasteles y las tortas.

El aceite de vitalidad de limón tiene un sabor brillante que querrás tener a mano para casi cualquier cosa que prepares. En lugar de hacer jugo, use Lemon Vitality para una manera conveniente de usar este gran sabor. Comience poco a poco con una sola gota de aceite.

USOS // Agregue 1 a 2 gotas a una cápsula de gel vegetariana y tómela diariamente o según sea necesario. Mezcle una gota de vitalidad de limón en la mezcla para panqueques y gofres Einkorn True Grit de Gary y cubra sus waffles o panqueques con fruta fresca para un desayuno saludable y sabroso.

Cree vinagretas o marinadas personalizadas para agregar un sabor brillante a las ensaladas de verano y para asar a la parrilla. Agregue té, productos horneados, confituras caseras y otras golosinas. Agregue 1 gota en yogurt natural o de vainilla. Cubra con bayas frescas. Combine con alimentos sabrosos como pollo, pescado, camarones y verduras y con lados como fideos, arroz o ensalada de pasta.

CÓMO UTILIZAR // Ponga 2 gotas en una cápsula. Tomar 3 veces al día.

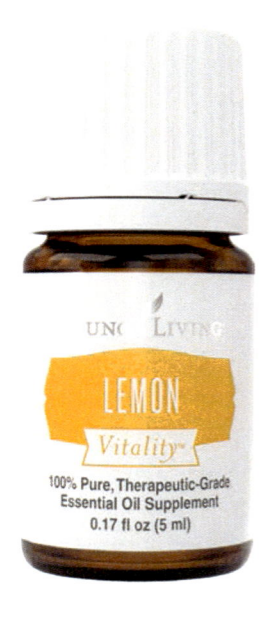

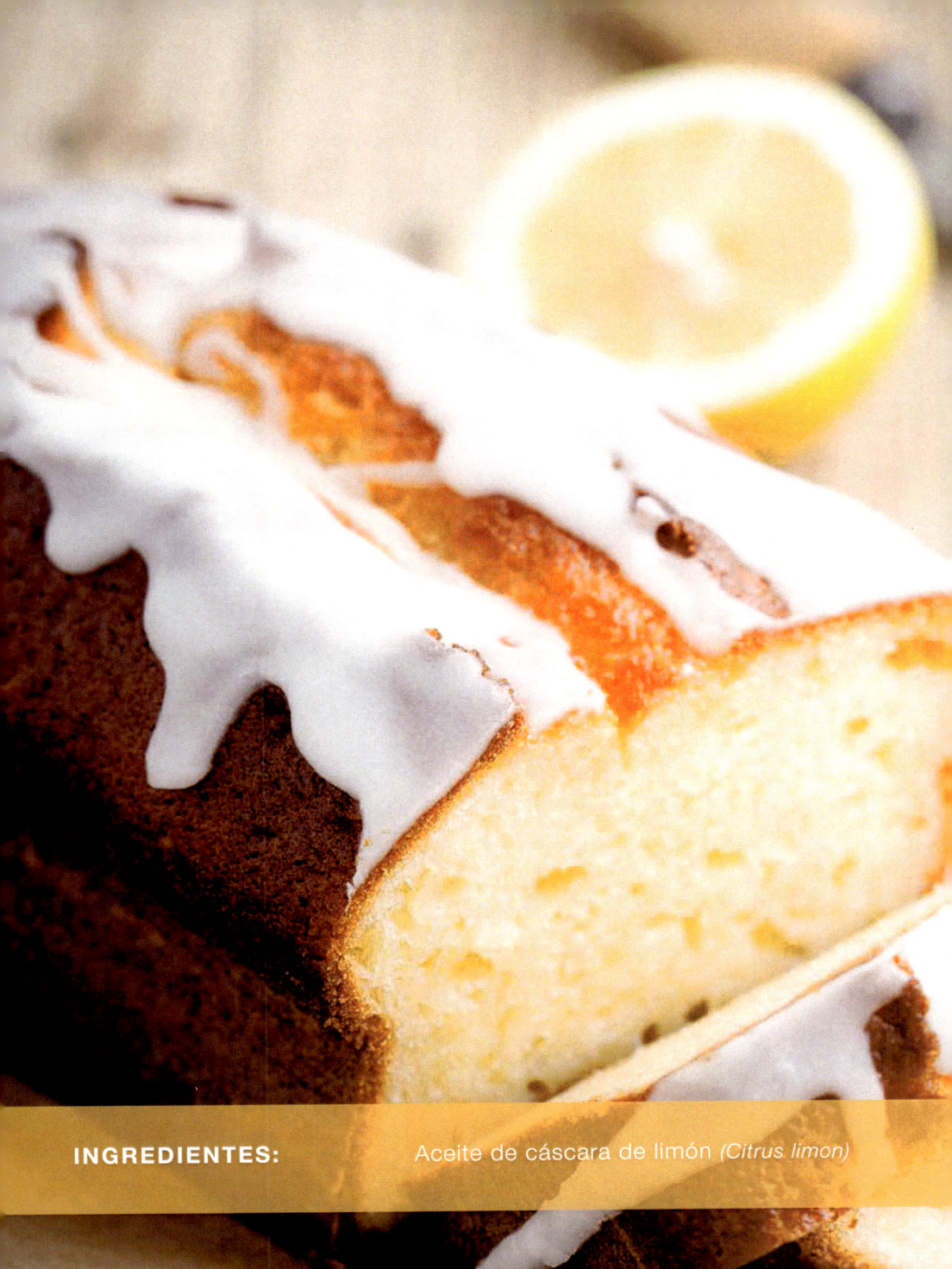

INGREDIENTES: Aceite de cáscara de limón *(Citrus limon)*

VITALIDAD DE DIGIZE

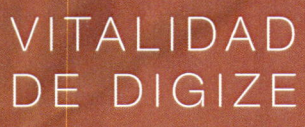

DIGIZE VITALITY

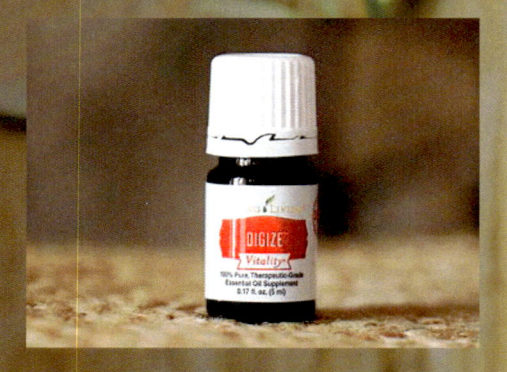

¡Use el aceite esencial DiGize Vitality para ayudarlo a disfrutar cada comida! Esta mezcla patentada de aceites esenciales de Young Living es un excelente compañero para la comida y un complemento a su régimen de bienestar.

Los aceites esenciales DiGize Vitality combinan los aceites esenciales de estragón, jengibre, menta, enebro, hinojo, hierba de limón, anís y pachulí para una mezcla de sabor fresco: un perfecto seguimiento de cualquier comida. Algunas culturas comen semillas de hinojo después de las comidas, y el uso de esta potente planta incluso se remonta al antiguo Egipto. ¡Experimenta el poder de Fennel Vitality y estos otros aceites esenciales por ti mismo!

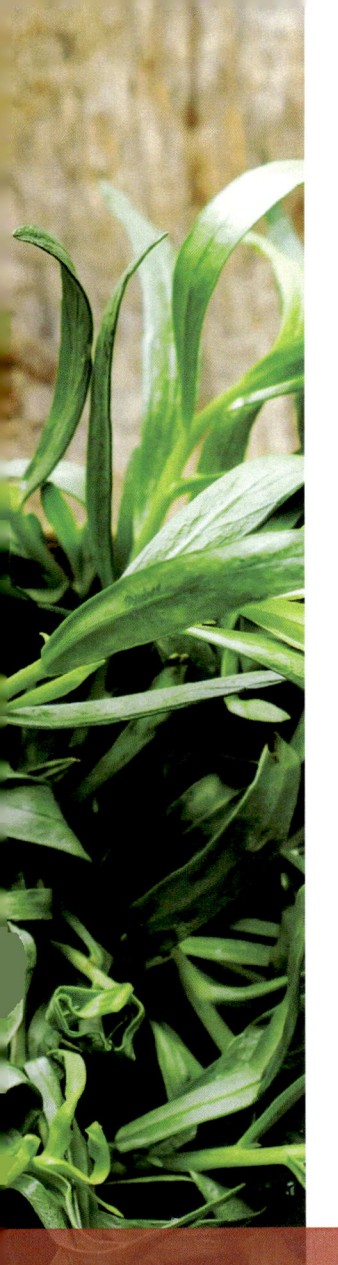

Tome esta mezcla de aceites esenciales más vendida con Essentialzymes-4 o por sí sola antes de cada comida para apoyar su régimen de bienestar. La versatilidad del aceite DiGize Vitality significa que puede tomarlo en una capsula de gel vegetariana, mezclarlo con aqua y Peppermint Vitality para rejuvenecer el agua infundida, o combinarlo con miel para un tratamiento dulce. Para obtener aún más apoyo para el bienestar, tome DiGize Vitality con Essentialzymes-4 en el desayuno, el almuerzo y la cena para sentir sus propiedades durante todo el día. DiGize Vitality también es un gran complemento para nuestros suplementos ComforTone y JuvaTone.

USOS // Agregue 1-2 gotas a una capsula de gel vegetariana y tómela como suplemento dietético todos los días, o cuando lo necesite.

Dale un giro a tu agua y agrega 2 gotas de DiGize Vitality y 1 gota de Peppermint Vitality. DiGize Vitality es un gran complemento para Essentialzymes-4. Tome ambos antes de cada comida para mejorar su bienestar.

Adorne la miel con 2–3 gotas de DiGize Vitality para obtener un tratamiento dulce y picante sin necesidad de azúcar refinada. Tome con ComforTone y JuvaTone en la forma que prefiera.

CÓMO UTILIZAR // Diluir 1 gota con 4 gotas de aceite portador. Poner en una cápsula y tomar 1 diariamente.

INGREDIENTES:
Aceite de hoja de estragón *(Artemisia dracunculus)*
Aceite de raíz de jengibre *(Zingiber officinale)*
Aceite de hoja de menta *(Mentha piperita)*
Aceite para partes aéreas de enebro *(Juniperus osteosperma)*
Aceite de semilla de hinojo *(Foeniculum vulgare)*
Aceite de hoja de limoncillo *(Cymbopogon flexuosus)*
Aceite de fruta de anís *(Pimpinella anisum)*
Patchouli *(Pogostemon cablin)* aceite de hoja

VITALIDAD DE CITRUS FRESH

CITRUS FRESH VITALITY

El aceite esencial Citrus Fresh Vitality combina los aceites de naranja, pomelo, mandarina, y limón con una gota de menta verde para un sabor sabroso y refrescante.

Los constituyentes limoneno, beta-pineno y linalool se encuentran naturalmente en la mezcla de aceites Citrus Fresh Vitality.

Esta combinación vigorizante y agradable es un complemento ideal para el agua, los jugos de frutas y/o vegetales y el NingXia Red. Simplemente, agrega una gota o dos a tus 2 onzas. Añade NingXia Red para una explosión adicional de sabor y frescura. Agregue a otras golosinas frutales para un aumento de cítricos a sus placeres.

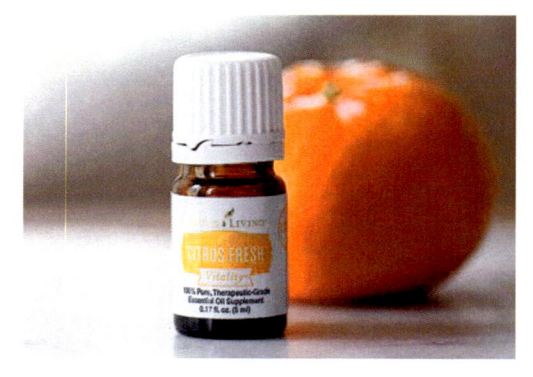

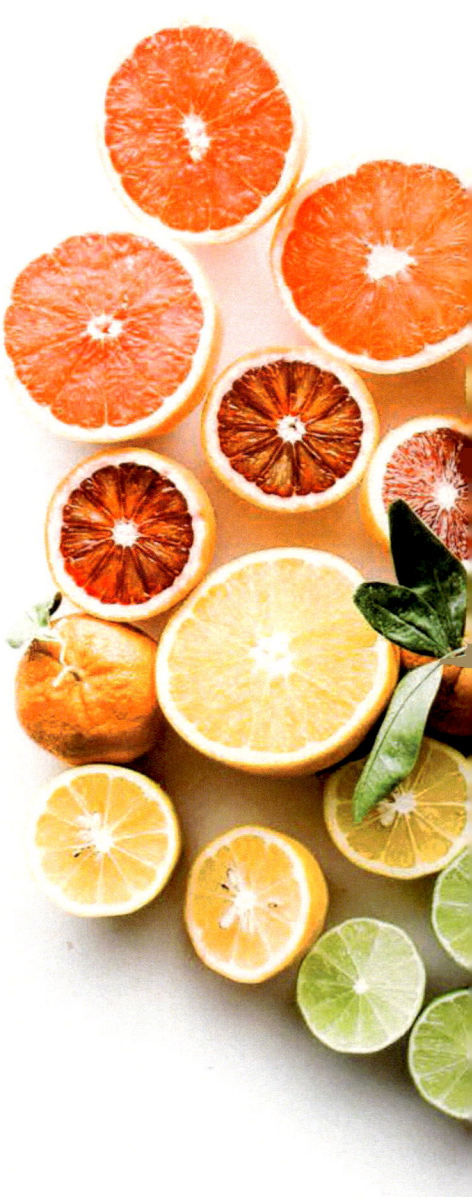

USOS // Citrus Fresh Vitality sabe muy bien, ¡pero también es un excelente suplemento dietético! Solo agregue 1–2 gotas a una cápsula de gel vegetariana y tómela según sea necesario.

Mantente hidratado dándole a tu ingesta diaria de agua un estallido de sabor. Agregue 2–3 gotas a un vaso o botella de agua.

Agregue 1–2 gotas a cada 2 oz. de tus jugos de frutas y/o verduras favoritos o NingXia Red. Bebela a diario o cuando estés buscando una manera rápida de lograr nutrientes y sabor.

CÓMO UTILIZAR // Ponga 2 gotas en una cápsula. Tomar 3 veces al día.

INGREDIENTES: Aceite de cáscara de naranja *(Citrus aurantium dulcis)*
Aceite de cáscara de mandarina *(Citrus reticulata)*
Pomelo *(Citrus paradisi)* cáscara de aceite
Aceite de cáscara de limón *(Citrus limon)*
Aceite de cáscara de mandarina *(Citrus nobilis)*
Extracto de hoja de menta *(Mentha spicata)*

VITALIDAD DE MENTA
PEPPERMINT VITALITY

El aceite esencial de menta Vitality tiene un sabor brillante y fresco, con beneficios que incluyen la mejora gastrointestinal y ayuda a la digestión normal, además de su gran sabor. Almacene el aceite de vitalidad de menta de Young Living en su despensa como agente saborizante o suplemento dietético.

Peppermint Vitality, parte de nuestra línea Vitality para uso culinario y dietético, es un aceite versátil con un sabor muy querido. Como suplemento dietético, el aceite de menta puede contribuir a la función intestinal y la eficiencia digestiva saludables. Estos beneficios lo convierten en una excelente manera de comenzar el día o terminar una comida. Además, el aceite de menta (Peppermint Vitality), como suplemento dietético, puede respaldar el rendimiento en el ejercicio para ayudarlo a tener un gran entrenamiento.

Debido a su gran sabor, es fácil agregar este aceite versátil a su té o experimentar con él en su horneado. La vitalidad de la menta es un ingrediente importante en DiGize Vitality de Young Living.

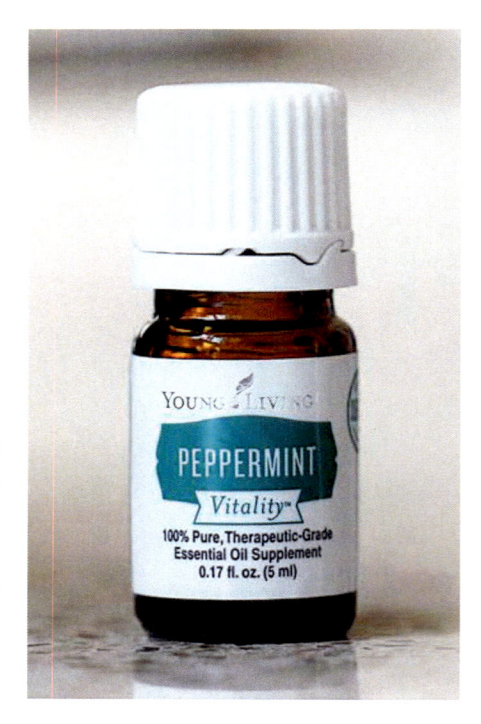

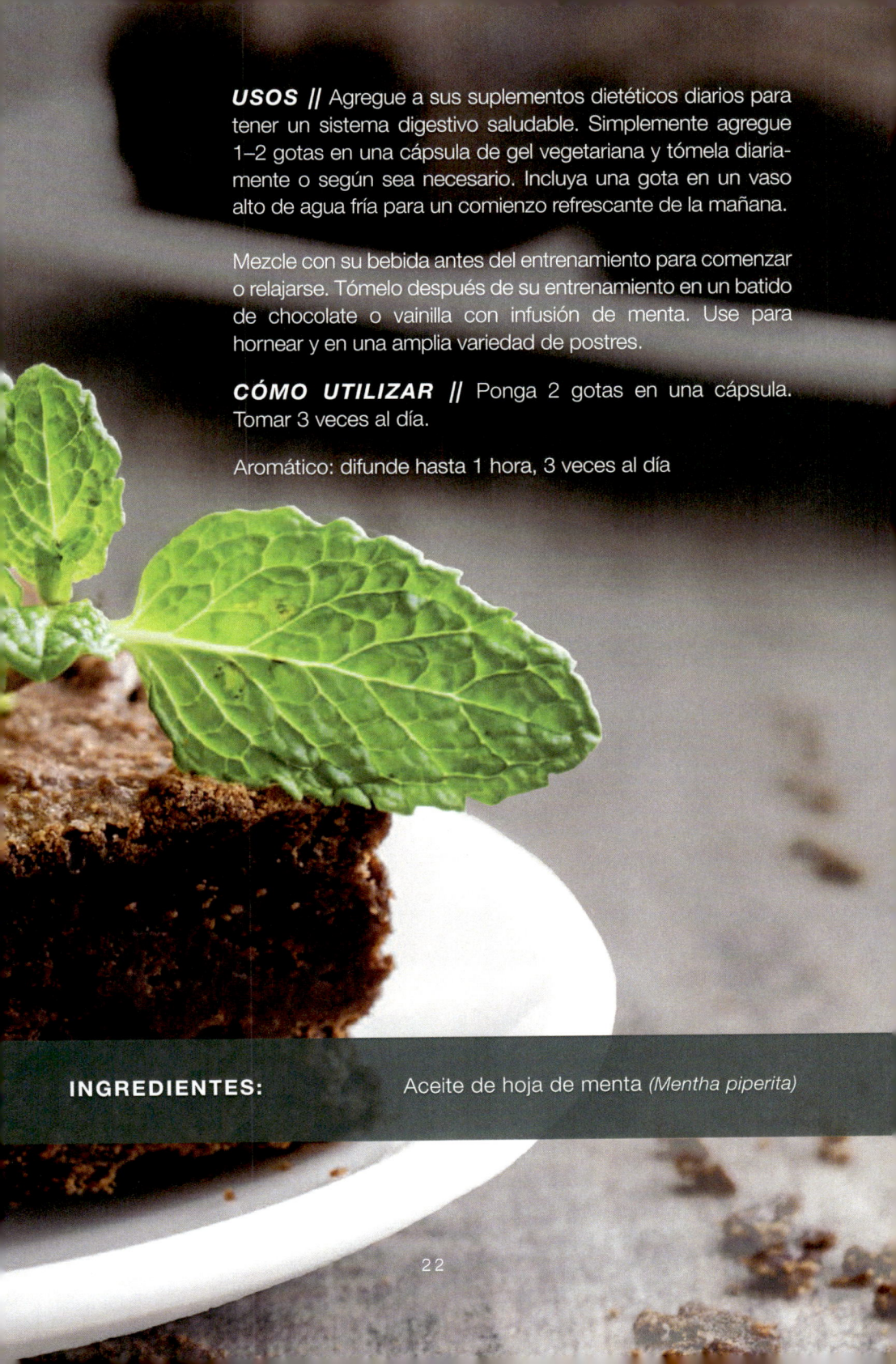

USOS || Agregue a sus suplementos dietéticos diarios para tener un sistema digestivo saludable. Simplemente agregue 1–2 gotas en una cápsula de gel vegetariana y tómela diariamente o según sea necesario. Incluya una gota en un vaso alto de agua fría para un comienzo refrescante de la mañana.

Mezcle con su bebida antes del entrenamiento para comenzar o relajarse. Tómelo después de su entrenamiento en un batido de chocolate o vainilla con infusión de menta. Use para hornear y en una amplia variedad de postres.

CÓMO UTILIZAR || Ponga 2 gotas en una cápsula. Tomar 3 veces al día.

Aromático: difunde hasta 1 hora, 3 veces al día

INGREDIENTES: Aceite de hoja de menta *(Mentha piperita)*

VITALIDAD DE THIEVES

THIEVES VITALITY

Con Vitalidad de Thieves, tendrás una manera rápida y fácil de equilibrar tu ajetreada vida y tu bienestar. Con el aceite esencial Thieves Vitality de Young Living, puede apoyar el bienestar general y un sistema inmunológico saludable con solo unas gotas.

La vitalidad de Thieves combina los aceites esenciales de limón, clavo, eucalipto radiata, corteza de canela y romero para crear uno de nuestros productos más populares. Estos ingredientes se combinan de forma sinérgica para ofrecer uno de los beneficios clave del aceite Thieves Vitality: el bienestar general y el apoyo de un sistema inmunológico saludable.

Además, Thieves Vitality también puede ayudar a mantener un sistema respiratorio saludable cuando se ingesta. Use el sabor dulce y picante de Thieves Vitality como un complemento a su régimen de bienestar diario.

Sus aceites constituyentes como la vitalidad del clavo, la vitalidad del limón y la vitalidad de la canela le dan un condimento reconfortante a los alimentos y bebidas calientes. Agregue el aceite esencial Tangerine Vitality o Orange Vitality a Thieves Vitality para dar un mayor aporte a los sabores de sus comidas favoritas.

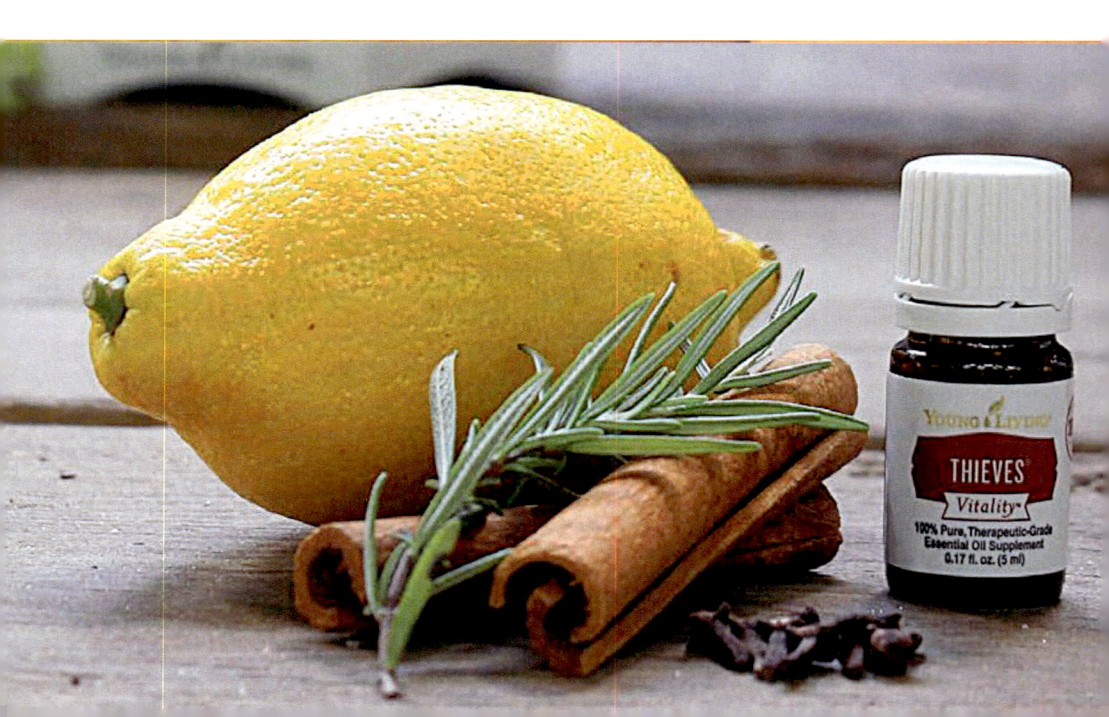

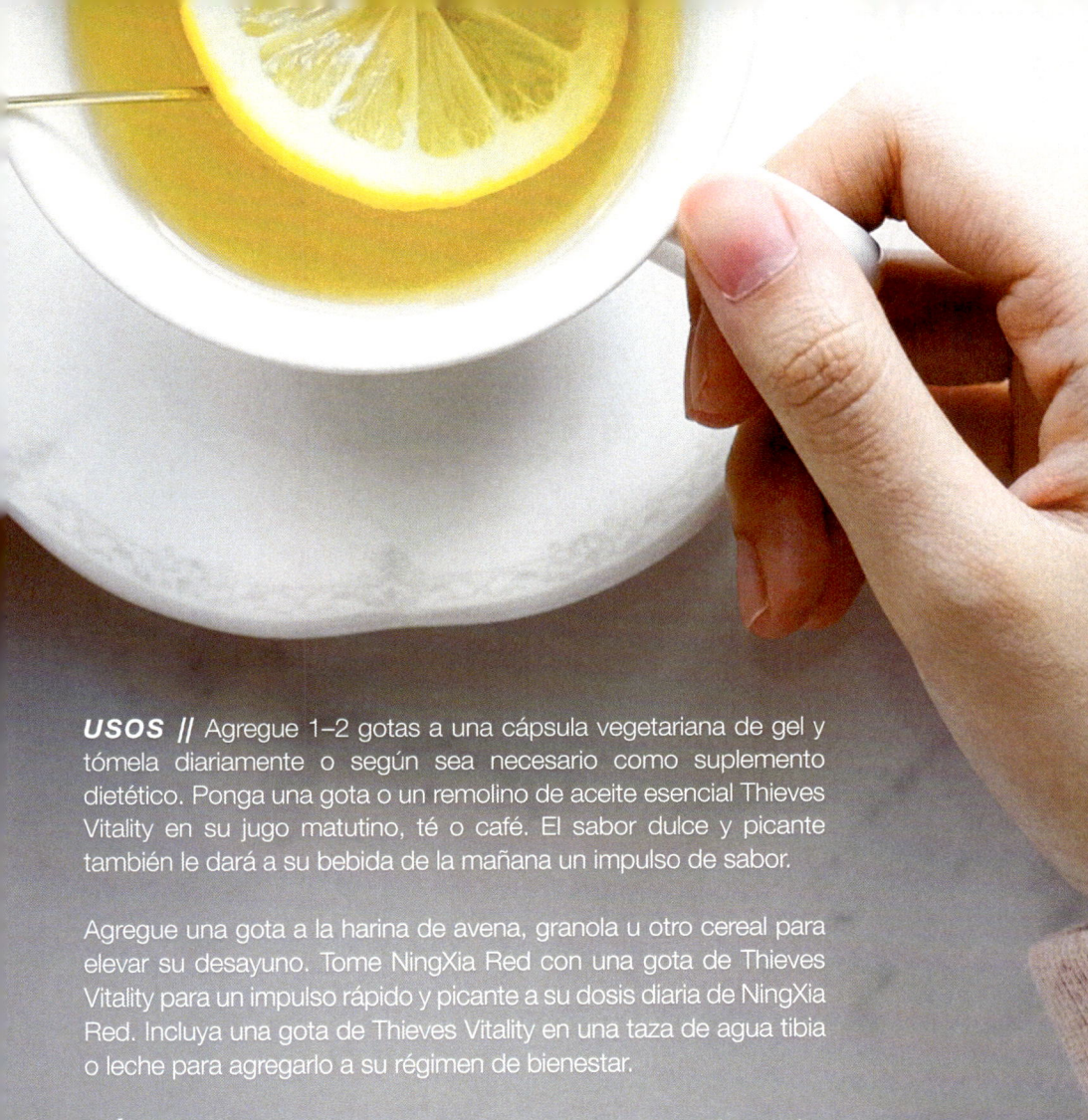

***USOS* ||** Agregue 1–2 gotas a una cápsula vegetariana de gel y tómela diariamente o según sea necesario como suplemento dietético. Ponga una gota o un remolino de aceite esencial Thieves Vitality en su jugo matutino, té o café. El sabor dulce y picante también le dará a su bebida de la mañana un impulso de sabor.

Agregue una gota a la harina de avena, granola u otro cereal para elevar su desayuno. Tome NingXia Red con una gota de Thieves Vitality para un impulso rápido y picante a su dosis diaria de NingXia Red. Incluya una gota de Thieves Vitality en una taza de agua tibia o leche para agregarlo a su régimen de bienestar.

***CÓMO UTILIZAR* ||** Diluir 1 gota con 4 gotas de aceite portador. Poner en una cápsula y tomar 1 diariamente.

INGREDIENTES:

Aceite de clavo *(Syzygium aromaticum)*
Aceite de cáscara de limón *(Citrus limon)*
Aceite de corteza de canela
Aceite de hoja de eucalipto *(Eucalyptus radiata)*
Aceite de hoja de romero *(Rosmarinus officinalis)*

INCIENSO
FRANKINCENSE

El incienso ha sido buscado y comercializado desde la antigüedad y desempeña un papel especial en muchas ceremonias religiosas. El aceite esencial de incienso, extraído de la resina de los árboles de la familia de los árboles de Boswellia carterii, contiene el constituyente natural alfa-pineno, que le da su distintivo y rico aroma balsámico. Puede encontrar el aceite incienso Young Living en mezclas como Brain Power(TM), Awaken (TM), y Highest potential (TM).

USOS || Apoya la función celular saludable, ayuda a aumentar el flujo sanguíneo y la circulación, ayuda a reducir la decoloración de la piel y las imperfecciones.

CÓMO UTILIZAR || Aromático: Agregue 2-3 gotas de Incienso en el difusor durante la meditación para promover sentimientos de relajación y bienestar.

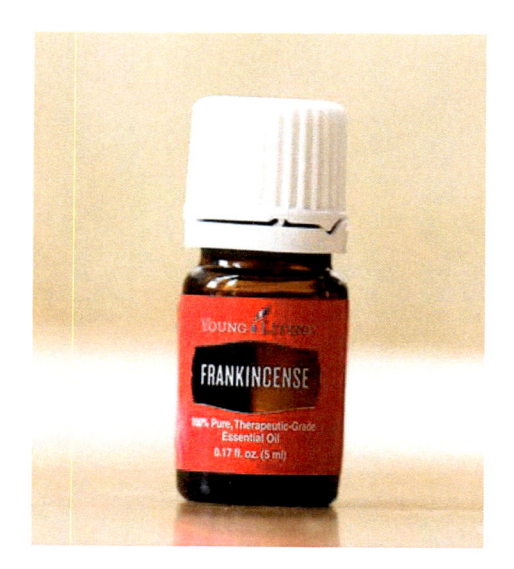

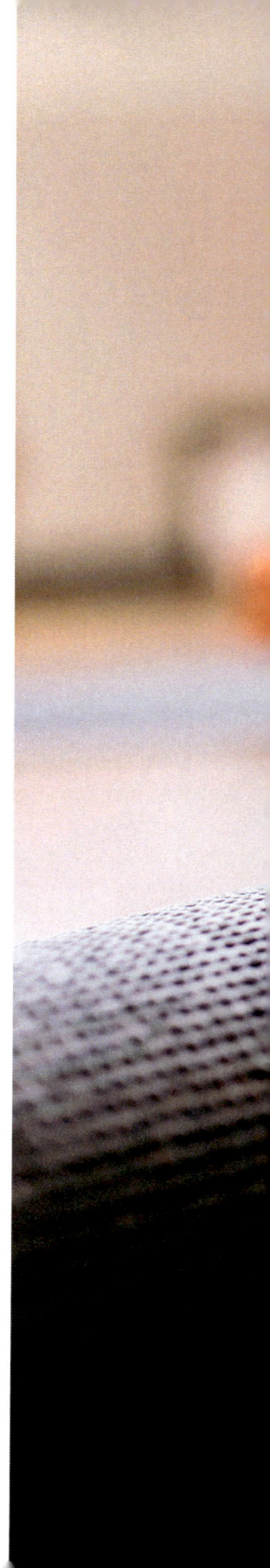

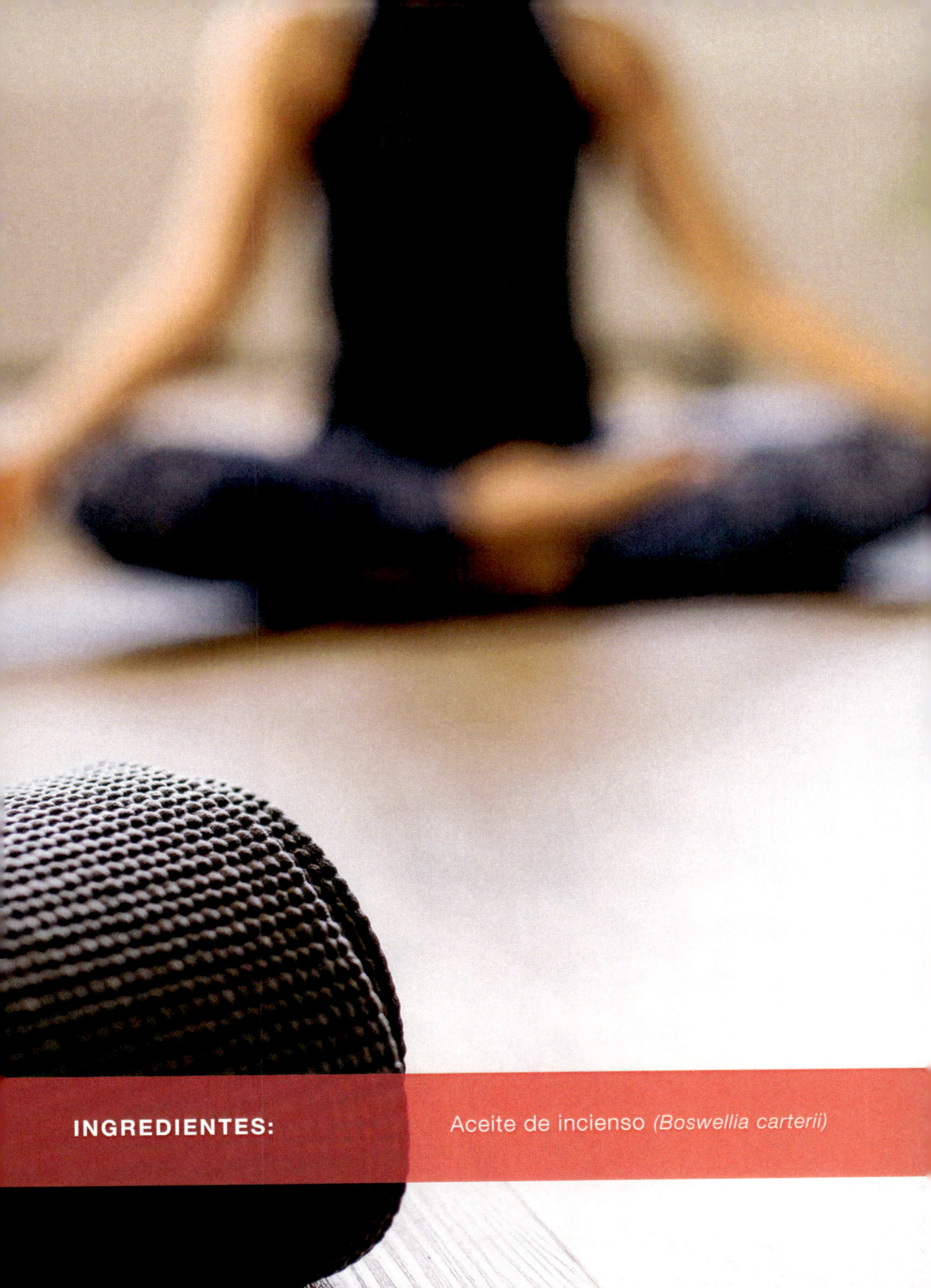

INGREDIENTES: Aceite de incienso *(Boswellia carterii)*

VALOR

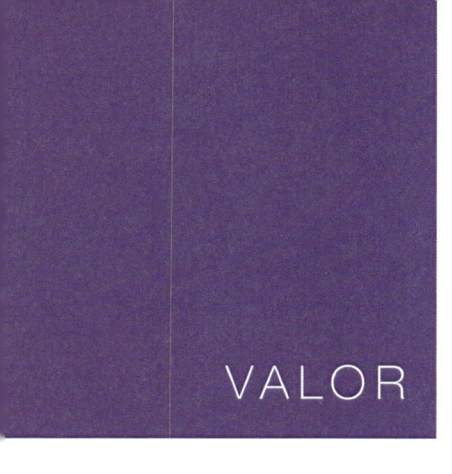

Valor es un aroma amaderado y positivo que proviene de una mezcla de Black Spruce, Blue Tansy, Rosewood y Incienso. Es un aceite importante en la técnica Raindrop. El aceite Young Living Valor es ideal para masajes, además de otros usos tópicos y aromáticos.

Úselo todas las mañanas para ayudar a mantener una actitud positiva o para relajarse al final del día. Su potente y calmado aroma es lo suficientemente versátil como para que pueda integrarlo en sus rutinas matutinas y nocturnas o para cualquier hora del día.

USOS // Difunde Valor por la mañana para comenzar un día ajetreado con su aroma estimulante y reafirmante. Combínelo con el Complejo de Aceite Vegetal V-6 para relajarse antes de acostarse con un relajante masaje de pies o espalda. Refrésquese durante todo el día al inhalar o masajear directamente el cuello, el pecho, las manos y las muñecas.

Úselo como una colonia sutil o como base para aromas personalizados. Agregue al gel de baño y ducha de Young Living o pruébelo durante su baño o ducha caliente para tonificar su cuerpo.

CÓMO UTILIZAR // Tópico: Aplique 2–4 gotas directamente en el área deseada. No se requiere dilución, excepto para la piel más sensible. Utilizar según sea necesario.

Aromático: difunde hasta 1 hora 3 veces al día.

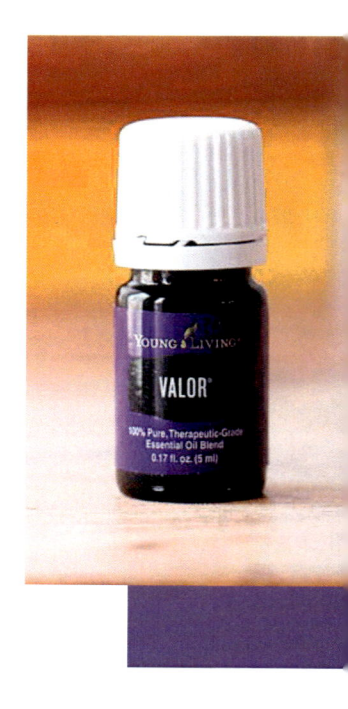

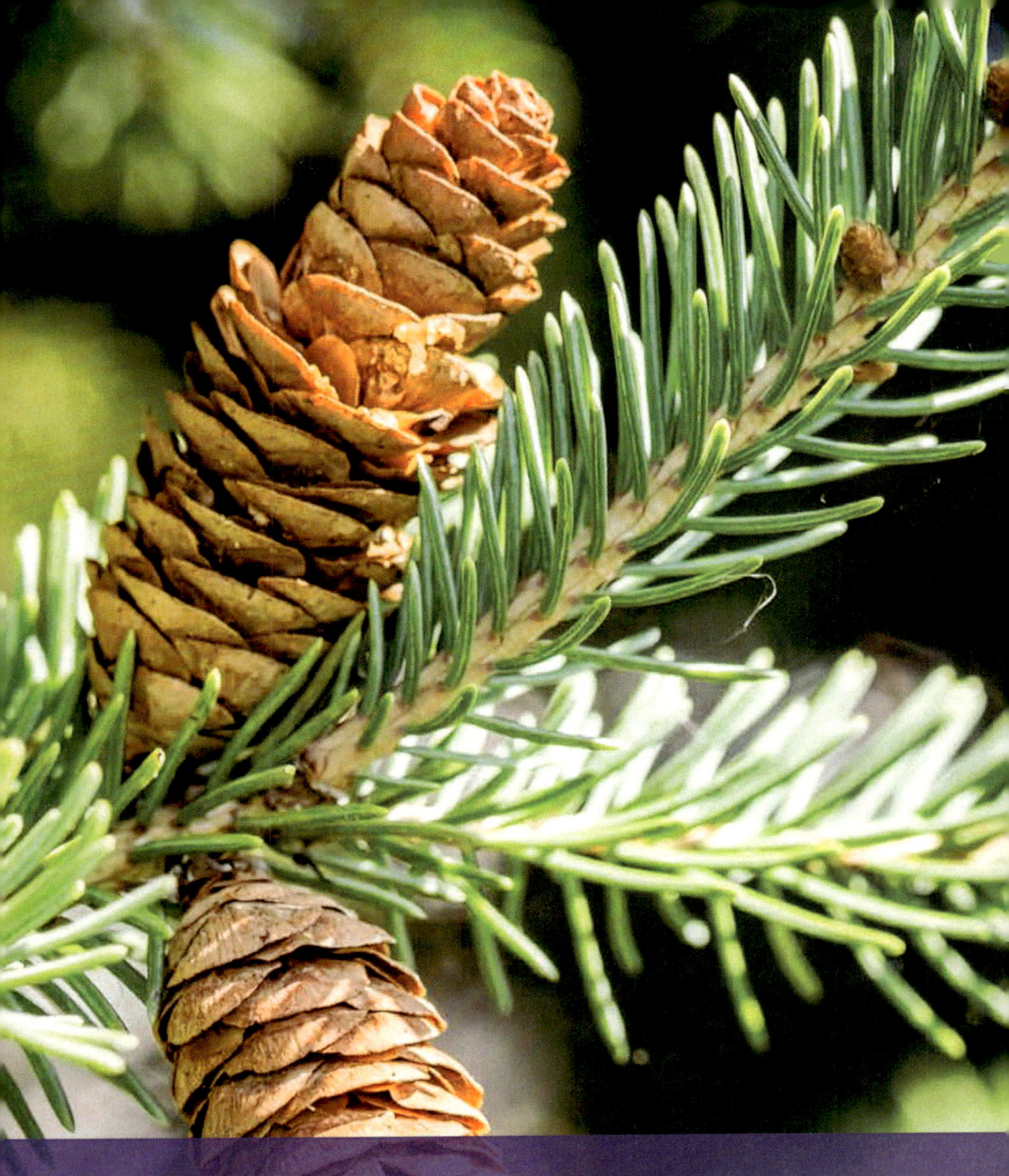

INGREDIENTES: Triglicérido caprílico / cáprico
Aceite de hoja de picea negra *(Picea mariana)*
Aceite de madera de palo de rosa *(Aniba rosaeodora)*
Aceite de flor de Tansy azul *(Tanacetum annuum)*
Aceite de incienso *(Boswellia carterii)*

PANAWAY

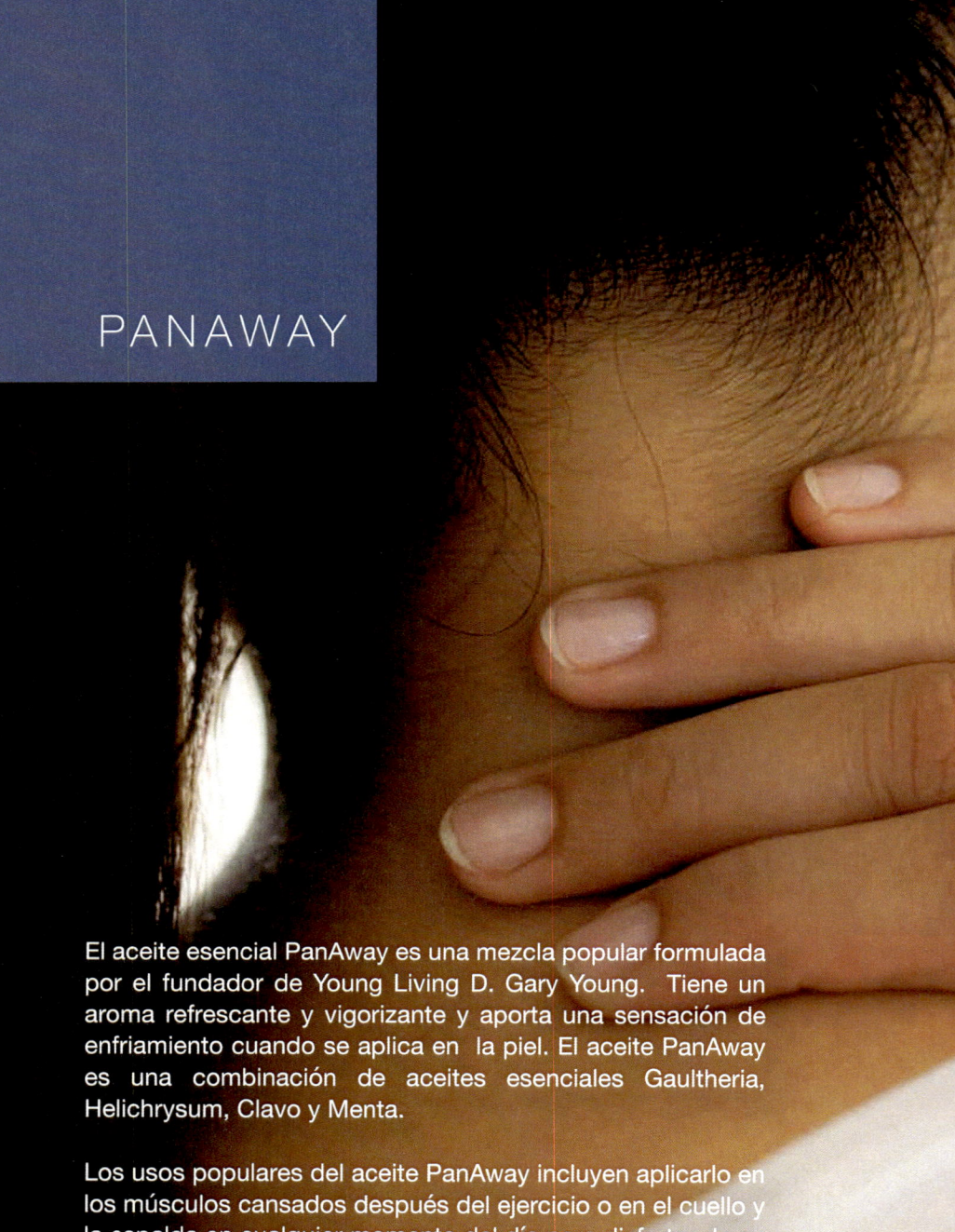

El aceite esencial PanAway es una mezcla popular formulada por el fundador de Young Living D. Gary Young. Tiene un aroma refrescante y vigorizante y aporta una sensación de enfriamiento cuando se aplica en la piel. El aceite PanAway es una combinación de aceites esenciales Gaultheria, Helichrysum, Clavo y Menta.

Los usos populares del aceite PanAway incluyen aplicarlo en los músculos cansados después del ejercicio o en el cuello y la espalda en cualquier momento del día para disfrutar de su aroma calmante y estimulante. El aceite PanAway es uno de los productos más efectivos y populares de Young Living y es una herramienta imprescindible para todos los hogares.

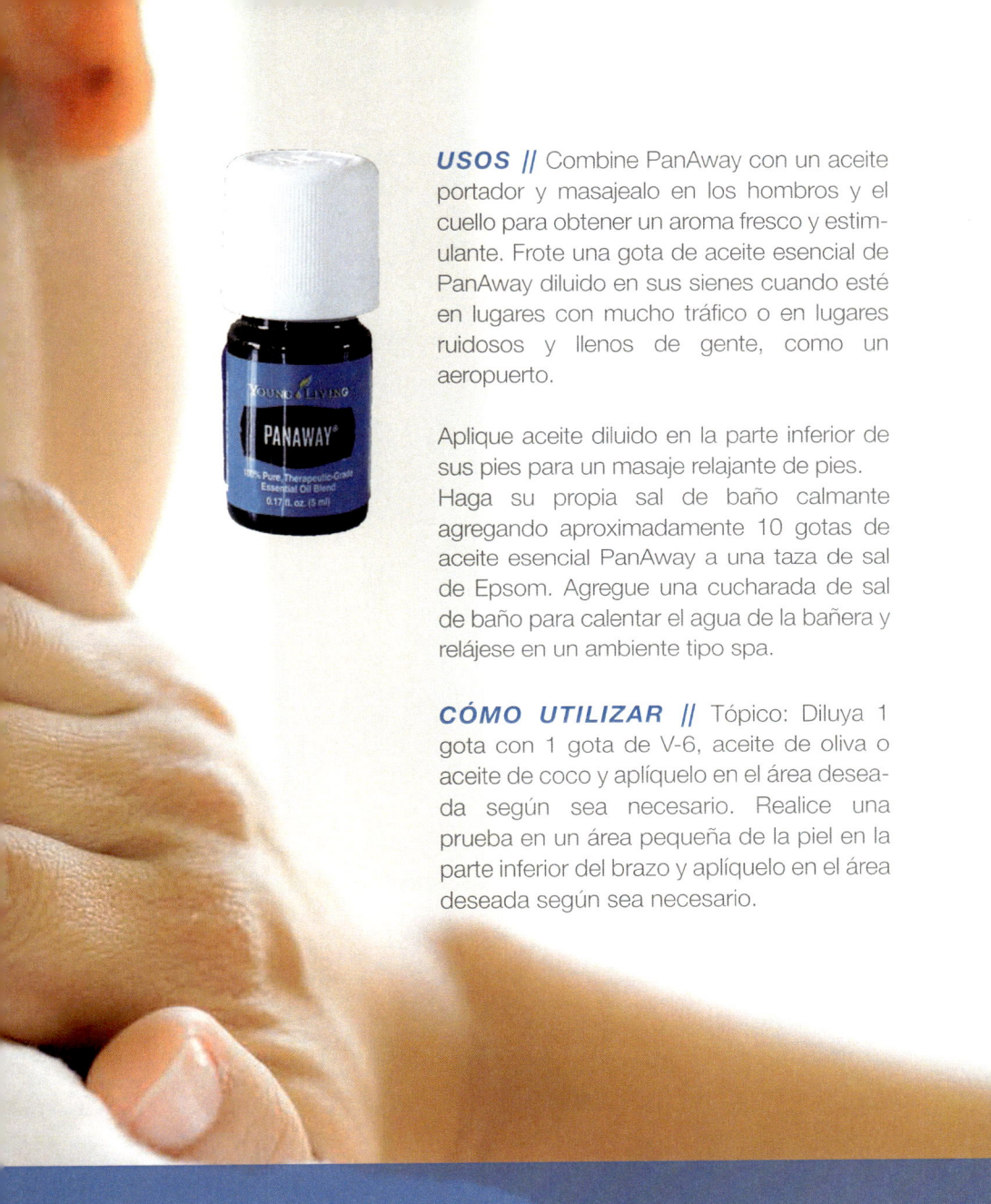

USOS // Combine PanAway con un aceite portador y masajealo en los hombros y el cuello para obtener un aroma fresco y estimulante. Frote una gota de aceite esencial de PanAway diluido en sus sienes cuando esté en lugares con mucho tráfico o en lugares ruidosos y llenos de gente, como un aeropuerto.

Aplique aceite diluido en la parte inferior de sus pies para un masaje relajante de pies.
Haga su propia sal de baño calmante agregando aproximadamente 10 gotas de aceite esencial PanAway a una taza de sal de Epsom. Agregue una cucharada de sal de baño para calentar el agua de la bañera y relájese en un ambiente tipo spa.

CÓMO UTILIZAR // Tópico: Diluya 1 gota con 1 gota de V-6, aceite de oliva o aceite de coco y aplíquelo en el área deseada según sea necesario. Realice una prueba en un área pequeña de la piel en la parte inferior del brazo y aplíquelo en el área deseada según sea necesario.

INGREDIENTES: Aceite de hoja verde de invierno *(Gaultheria procumbens)*
Aceite de flor de Helichrysum *(Helichrysum italicum)*
Aceite de clavo *(Eugenia caryophyllus)*
Aceite de menta *(Mentha piperita)*

RAVEN

USOS || Raven es una mezcla limpiadora de Ravintsara, Menta, Eucalyptus Radiata y otros aceites esenciales. Raven crea una sensación de enfriamiento cuando se aplica tópicamente en el pecho y la garganta.

CÓMO UTILIZAR || Tópico: Diluya 1 gota con 1 gota de V-6, aceite de oliva/coco y aplíquelo en el área deseada según sea necesario.

Aromático: difunda hasta 30 minutos, 3 veces al día.

INGREDIENTES:

Ravintsara *(Cinnamomum camphora)*
Limón *(Citrus limon)*
Wintergreen *(Gaultheria procumbens)*
Menta *(Mentha piperita)*
Eucalyptus radiata

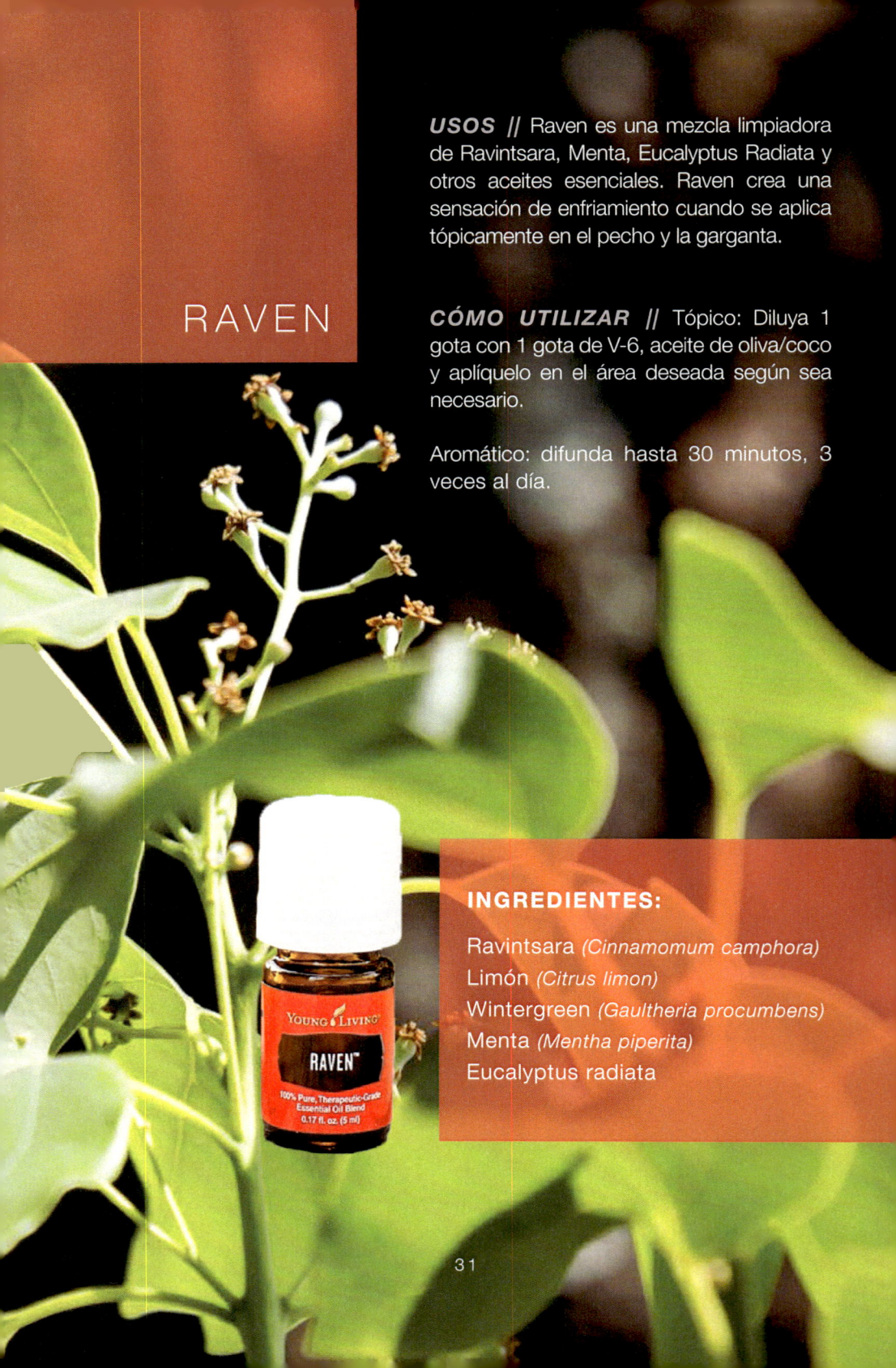

STRESS AWAY

La mezcla de aceites esenciales Stress Away es el primer producto que contiene la combinación única de aceite esencial de lima y extracto de vainilla. La mezcla distintiva de vainilla y lima le da a la mezcla de aceites esenciales Stress Away su aroma único y agradable, entre otros beneficios. El aceite Stress Away también incluye Copaiba, que tiene un historial de propiedades beneficiosas en la aplicación tópica; Lavanda, con su aroma refrescante y calmante; y Cedro, que cuenta con la poderosa planta constitutiva de Cedrol.

Todos estos ingredientes están mezclados por expertos con el aroma exótico de Ocotea, un aceite esencial único de origen ecuatoriano. Con un aroma perfectamente equilibrado de notas tropicales y cítricas, la mezcla de aceites esenciales Stress Away es un oasis único y relajante en un mundo acelerado.

USOS || Difunda en su casa después de un largo día para obtener un aroma fresco y relajante. Aplique aceite Stress Away en las muñecas o en la parte posterior del cuello mientras trabaja o en la escuela para disfrutar de su aroma calmante. Agregue unas gotas a una bola de algodón y colóquela en la salida de aire de su automóvil durante largos recorridos o durante las horas pico para crear un ambiente de calma. Envíe a los niños a la escuela el día del examen con el suave aroma de Stress Away. Aplíquelo en sus muñecas para usarlo como un agradable perfume

CÓMO UTILIZAR || Tópico: Agite bien y aplique generosamente en las muñecas o en la parte posterior del cuello, según lo desee.
Aromático: difunda hasta 1 hora 3 veces al día.
Otros usos: Sales de baño

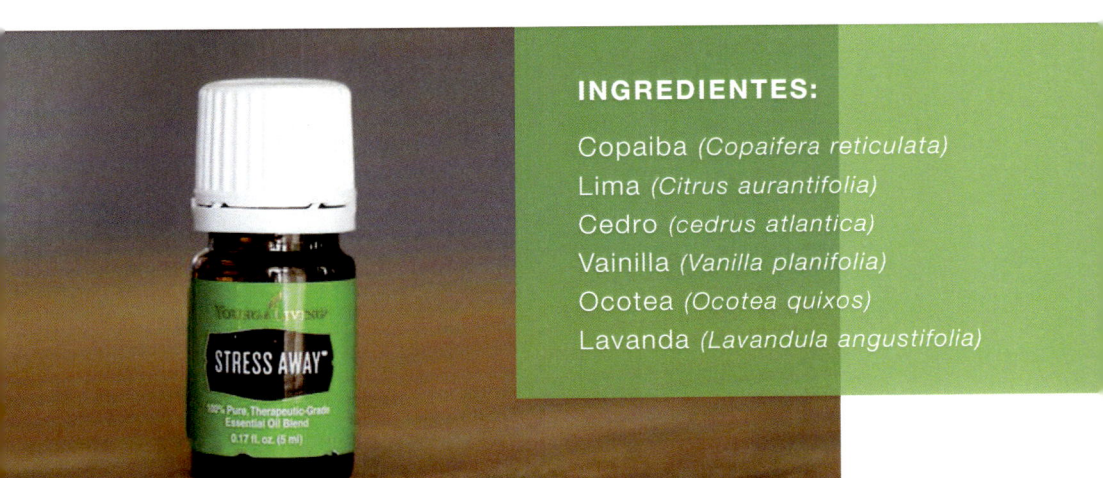

INGREDIENTES:

Copaiba *(Copaifera reticulata)*
Lima *(Citrus aurantifolia)*
Cedro *(cedrus atlantica)*
Vainilla *(Vanilla planifolia)*
Ocotea *(Ocotea quixos)*
Lavanda *(Lavandula angustifolia)*

LAVANDA
LAVENDER

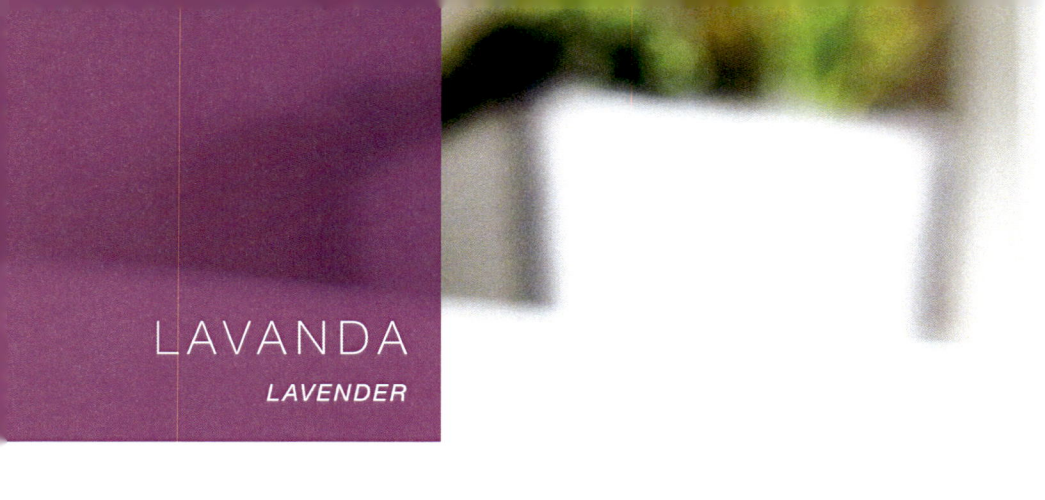

Lavanda (Lavandula angustifolia), este aroma es una maravillosa mezcla floral, de frescor, limpieza y tranquilidad. Es este aroma dinámico el que ha hecho de la flor un clásico para perfumes, jabones, refrescantes y productos de belleza. Como uno de nuestros productos más populares, el aceite de lavanda es excelente para principiantes y una necesidad para todos los hogares.

El aceite esencial de lavanda no es solo uno de los favoritos debido a su aroma clásico sino que, también, es altamente versátil. Desde productos para el cuidado de la piel hasta rutinas relajantes, este aceite puede infundir muchas áreas de su vida.

Puede encontrar el aceite de lavanda Young Living en mezclas como Stress Away ™, Harmony ™, RutaVaLa ™, Tranquil ™ y Forgiveness ™.

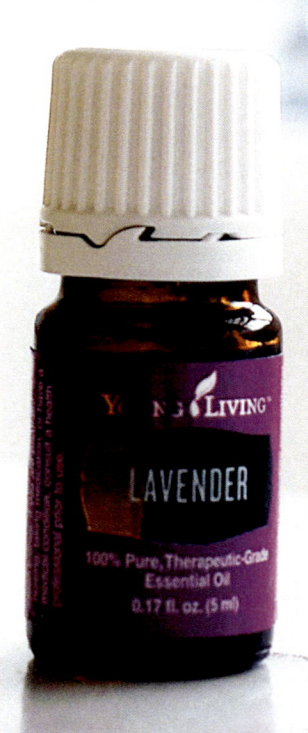

USOS || Disfrute de este aroma tan querido agregando unas gotas de aceite a las lociones, champús y productos para el cuidado de la piel.

Cree un retiro tipo spa combinando 1 taza de sal de Epsom y 4 gotas de aceite y agréguelas a un baño caliente. Haga una exfoliación corporal básica hecha en casa con aceite de coco, azúcar y aceite esencial de lavanda. Relájese con un masaje de cuello o espalda con lavanda.

Use la lavanda como parte de su rutina nocturna. Frote el aceite en la parte inferior de sus pies antes de acostarse o rocíe su almohada con agua destilada y lavanda mezclada en una botella con atomizador.

Cree un ambientador casero con lavanda o difumínalo para eliminar los olores pasados.

CÓMO UTILIZAR || Tópico: Aplique 2–4 gotas directamente al área deseada. No se requiere dilución, excepto para la piel más sensible. Utilizar según sea necesario.

Aromático: difunde hasta 1 hora, 3 veces al día.

INGREDIENTES: Lavandula angustifolia † *(lavanda)* aceite

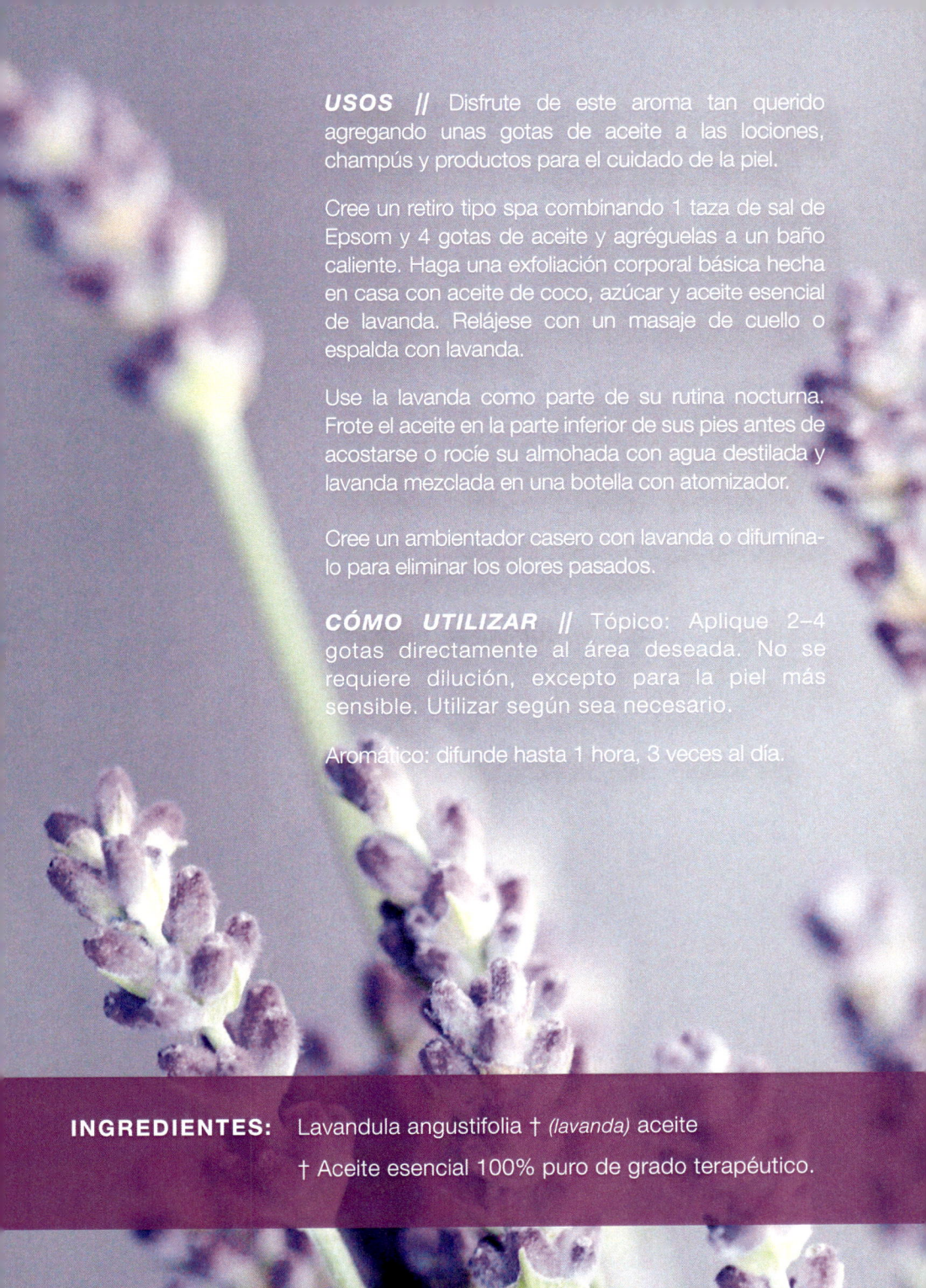

† Aceite esencial 100% puro de grado terapéutico.

PEACE & CALMING

El aceite esencial Peace & Calming es una mezcla suave y dulce de Ylang Ylang, Naranja, Mandarina, Pachulí y Tansy Azul. Este aceite fragante es una adición maravillosa a su meditación, rutina de noche o tiempo de juego con los niños.

Con un aroma reconfortante y fresco, el aceite Peace & Calming crea un ambiente relajante que es especialmente bueno para hogares con niños. Te encantará usar este aceite a la hora de acostar a tus hijos e igualmente, úsalo en ti mismo, en algún momento de calma, después de que la casa se haya establecido.

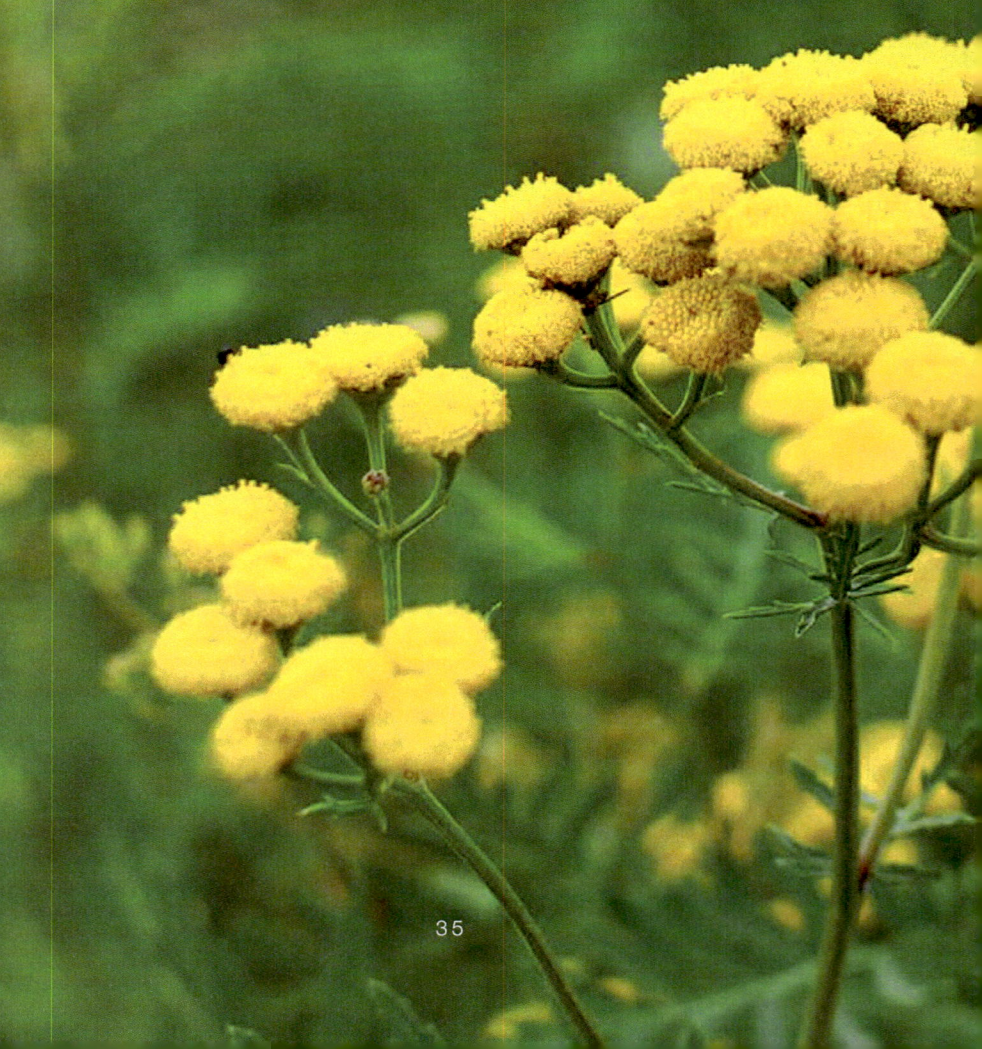

USOS || Difunda este aceite para refrescar el aire, especialmente en las habitaciones donde los niños juegan o estudian. Aplique en la parte inferior de los pies antes de acostarse como parte de un ritual para toda su familia, antes de irse a dormir.

Diluya con el complejo de aceite Vegetal V-6 para un masaje de espalda calmante antes de la siesta o la cama. Combínelo con Citrus Fresh ™ para obtener un aroma brillante y estimulante que es perfecto para las mañanas antes de la escuela o la práctica.

Agregue 4-5 gotas a 1 taza de sal de Epsom para un baño relajante al comienzo del día o como parte de una rutina nocturna. Agregue al gel de baño y ducha Young Living como limpiador, le encantará a toda su familia.

CÓMO UTILIZAR || Tópico: Diluya 1 gota con 1 gota de Complejo de Aceite Vegetal V-6 o aceite de oliva/coco. Aplicar en el área deseada según sea necesario.

Aromático: difunde hasta 1 hora, 3 veces al día.

Otros usos:
　Sales de baño
　Baño de desintoxicación

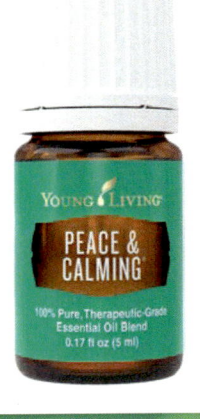

INGREDIENTES:　Aceite de cáscara de Mandarina *(Citrus reticulata)*
　　　　　　　　　Aceite de cáscara de Naranja *(Citrus aurantium dulcis)*
　　　　　　　　　Ylang Ylang *(Cananga odorata)* aceite de flor
　　　　　　　　　Patchouli *(Pogostemon cablin)* aceite
　　　　　　　　　Aceite de Tanzi Azul *(Tanacetum annuum)*

MÁS QUE ACEITES ESENCIALES

Los aceites esenciales son una gran parte de lo que ofrece Young Living. Sin embargo, no es solo aceites. ¡Young Living ofrece muchos recursos para ayudarnos a eliminar químicos tóxicos de nuestros hogares, ofrece increíbles suplementos, productos de belleza libres de toxinas y mucho más!

Nuestro kit de inicio viene con algunas muestras, incluida nuestra bebida natural de cuerpo entero llamada NingXia Red. Es una bebida antioxidante impregnada de aceite que apoya el bienestar diario general.

El kit también viene con una muestra del limpiador doméstico. ¡El limpiador que limpiará toda tu casa!

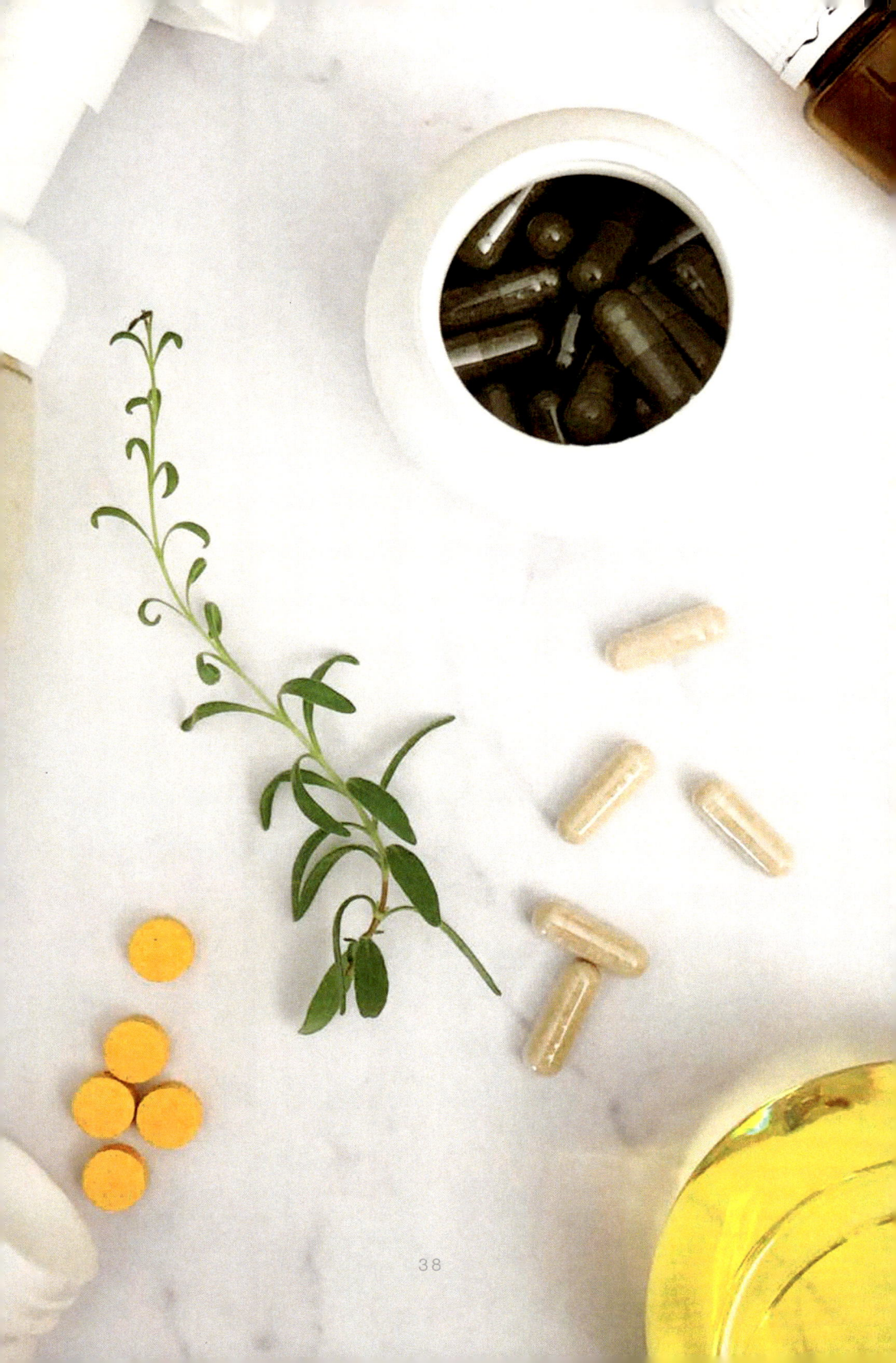

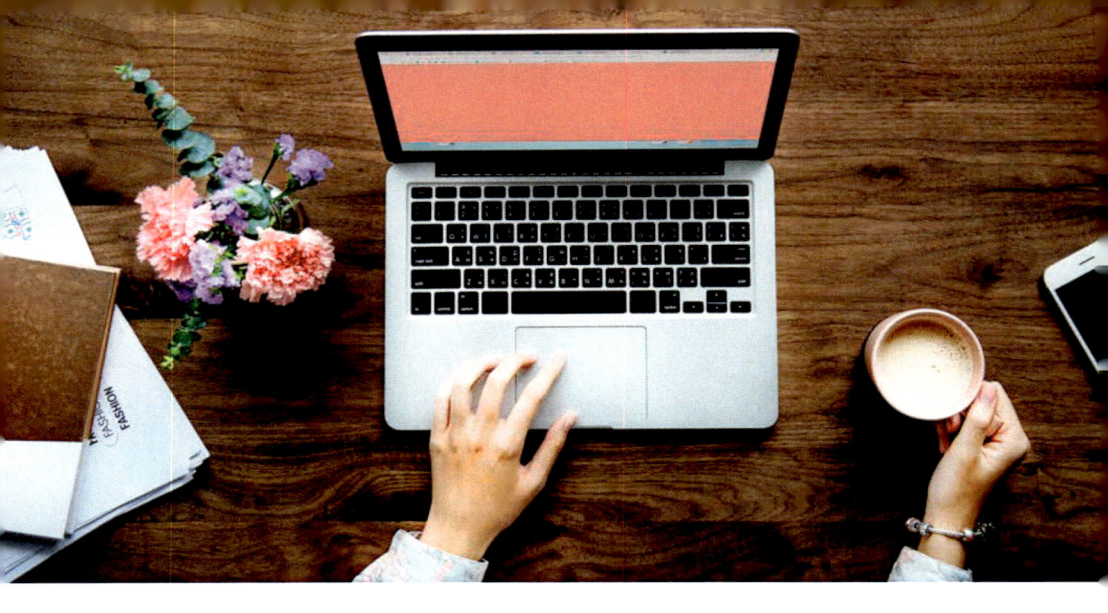

¿CÓMO PUEDO REGISTRARME?

Hay dos formas de obtener sus aceites esenciales y productos de Young Living. La mejor opción es convertirse en un Miembro Mayorista.

RECIBIRÁS:
- Disfrute del 24% en los precios minoristas de sus productos favoritos.
- Participe en el plan de compensación y gane comisiones simplemente compartiendo Young Living.
- Califique para eventos exclusivos de miembros de Young Living en todo el mundo.
- Disfrute los beneficios y la conveniencia de Recompensas Esenciales.

Los nuevos miembros pueden aprovechar para pedir su Kit de Inicio Premium en el Essential Rewards. Desde envíos mensuales sin complicaciones, a aceites gratuitos en promoción, regalos por fidelidad, acceso a nuestra suscripción de envío, YL Go y más, ¡Esta es la manera de unirse a Young Living!!

Paso 1: Elija su Kit de Inicio, el miembro debe elegir su Kit de Inicio Premium, luego hacer click en el cuadro inferior que dice: *Usé el Kit de Inicio Premium seleccionado como mi primer pedido del Programa de Recompensas Essential y me inscribo en una suscripción del Essential Rewards.*

Si el miembro desea inscribirse con un Kit Premium de Inicio Savvy en el Programa de Recompensas Essential, ellos tendrán que contactar con el Servicio de Atención directamente. ¡Este es un cambio temporal y actualizaré la publicación cuando los kits Savvy vuelvan a estar en línea para esta nueva inscripción en el Programa mejorado de Essential Rewards!

Paso 2: Este paso es muy importante si el miembro o socio quiere añadir productos adicionales. No seleccione otro Kit de Essential Rewards ya que esto provocará que su compra del Kit Premium de Inicio no contará en su cuenta del Programa de Puntos Essential. Si el miembro quiere añadir su orden inicial del Kit Premium de Inicio, debe hacer click en "Personaliza tu Kit" en el Paso 2 y seleccionar artículos adicionales que añadir al carrito del Essential Rewards.

Este paso es importante para añadir de esta manera artículos adicionales que finalicen en su carrito de Essentials Rewards y no en su carrito de Pedido Rápido. Si hace "click" en el botón de debajo de "Añadir más Productos" esos artículos no serán añadidos a su carrito de Essential Rewards.

Paso 3: Después de suscribirse el miembro debe volver a iniciar sesión en la Oficina Virtual para configurar su plantilla de Essential Rewards para los siguientes pedidos. Si no lo hace, cada mes recibirá en Kit Inicial Premium que seleccionó inicialmente.

A partir del 1 de agosto de 2018, un miembro y su pareja pueden tener cuentas separadas siempre y cuando la segunda cuenta sea patrocinada como primer o segundo nivel de la cuenta del otro cónyuge.

La segunda opción es suscribirse como Cliente Minorista.

- Los clientes minoristas pagan el precio minorista completo de todos los productos de Young Living.
- Los clientes minoristas no pueden aprovechar el plan de compensación de Young Living o el programa Essential Rewards.
- Los clientes minoristas no necesitan comprar un Kit de Inicio.

Para comprar como Cliente Minorista, visite YoungLiving.com, agregue sus aceites esenciales y / o productos al carrito de compras y complete su compra.

OPCIONES DIFERENTES DE KIT DE INICIO PREMIUM

HAY VARIOS KITS DE INICIO PREMIUM PARA ELEGIR.

El Kit de inicio Premium viene con 12 aceites esenciales y cuatro difusores diferentes para elegir. También puede elegir entre varios opciones diferente de kits de inicio, como el Thieves Kit, el kit de NingXia Red, o el kit de maquillaje Savvy Minerals.

Adicionalmente, hay un kit básico y un kit de inicio premium para la base militar APO-FPO_DPO

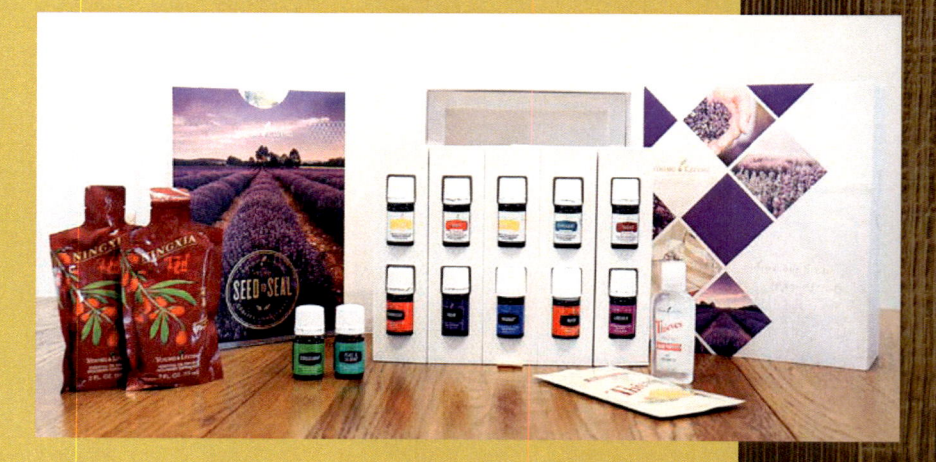

La mejor manera de comenzar su viaje de bienestar es comenzar con el kit de inicio Premium con el difusor Desert Mist. Este valor extraordinario ofrece una introducción completa al poder de los aceites esenciales. Es la opción perfecta para aquellos que toman en serio la transformación de sus vidas.

SU KIT DE INICIO PREMIUM INCLUYE:

Difusor Desert Mist ™
Colección Premium de aceites esenciales;
Lavanda 5 ml
Peppermint Vitality ™ 5 ml
Lemon Vitality ™ 5 ml
Citrus Fresh ™ 5 ml
Incienso 5 ml
Thieves® Vitality ™ 5 ml
Valor ™ 5 ml
Raven ™ 5 ml
DiGize ™ Vitality ™ 5 ml
PanAway® 5 ml
Stress Away ™ 5 ml
Peace & Calming ™ 5 ml
Incluye un desinfectante para manos Thieves 1oz.
Montaje de rodillo AromaGlide ™
Thieves, limpiador para el hogar, 1 oz muestra
2 NingXia Red® 2 oz.. muestras
Guía de productos y lista de precios de productos
Revista de aceites esenciales
Essential Edge News
Recursos para Miembros

THIEVES KIT

THIEVES KIT DE INICIO PREMIUM
Este kit de inicio es para aquellos que desean reemplazar los productos químicos domésticos en el hogar con alternativas poderosas y naturales.

Su Paquete de inicio incluye:

- Aceite esencial Thieves 15-ml
- Pasta dental Thieves AromaBright™
- Enjuague Bucal Thieves Fresh Essence Plus
- 2 limpiador Domestico Thieves Household Cleaner
- 2 Jabón en espuma Thieves Foaming Hand Soap
- 2 Thieves Spray
- 2 purificador de manos Thieves Waterless Hand Purifier
- Stress Away™ 5-ml
- AromaGlide™ Aplicador de bola
- Muestra del Limpiador Doméstico Thieves Household Cleaner de 1-oz.
- 10 Love It? Share It! Tarjetas de negocio de muestra!
- 10 Love It? Share It! Botellitas de muestra!
- 2 muestras de NingXia Red® de 2-oz.
- Guía de Producto y Lista de Precios
- La revista Essential Oil
- Essential Edge News
- Recursos para Miembros

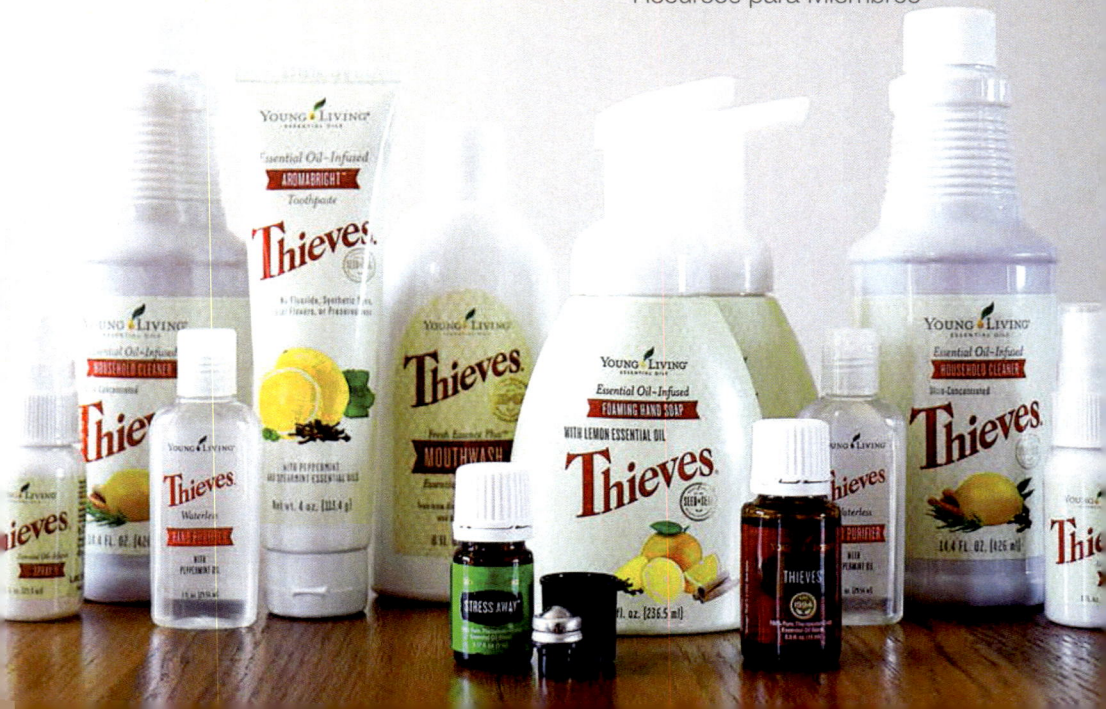

NINGXIA

KIT DE INICISO DE NINGXIA RED

Formulado para respaldar el bienestar de cada estilo de vida, NingXia Red® es una bebida única y poderosa que te ayudará a aprovechar al máximo cada día. ¡Este Paquete de Inicio incluye tus productos favoritos de NingXia Red, entre ellos nuestro estimulador cognitivo más vendido, NingXia Nitro ™!

Este paquete de Inicio incluye:

- NingXia Red (2) botellas
- 30 NingXia Paquetitos individuales (2 fl. oz c/u)
- NingXia Nitro (14 tubitos)
- Stress Away™ 5-ml
- AromaGlide™ Aplicador de bola
- Muestra del Limpiador Doméstico Thieves Household Cleaner de 1-oz.
- 10 Love It? Share It! Tarjetas de negocio de muestra!
- 10 Love It? Share It! Botellitas de muestra!
- 2 muestras de NingXia Red® de 2-oz.
- Guía de Producto y Lista de Precios
- La revista Essential Oil
- Essential Edge News
- Recursos para Miembros

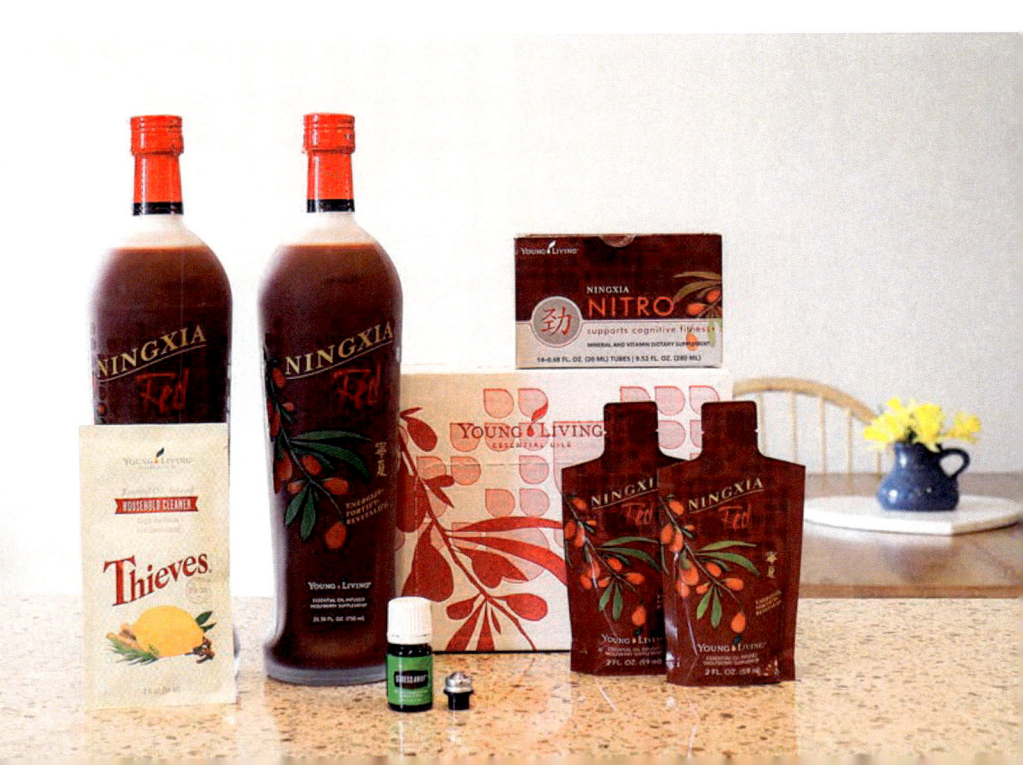

CBD

KITS DE INICIO PREMIUM CBD

¡Descubre lo que CBD puede hacer por ti! Nuestros Kits de Inicio Premium CBD están disponibles en dos fuerzas, así que podrás escoger la potencia que más necesites. Cada kit contiene una selección de productos favoritos de Nature's Ultra -- los únicos productos CBD en el mundo que contienen los aceites esenciales de Young Living y que están respaldados por nuestra promesa de calidad Seed to Seal®. Al combinar aceites esenciales puros con 0.0% THC CBD, estas colecciones introductorias te estarán brindando lo mejor que la naturaleza tiene para ofrecerte. Elija entre 300 mg o 600 mg ¡Prepárate para transformar tu vida con las soluciones botánicamente basadas en CBD!

Tu Kit de Inicio Premium CBD incluye:

- Calm CBD en Roll-On
- Aceite Citrus CBD
- Masaje Muscular CBD
- Comenzado con el folleto de CBD

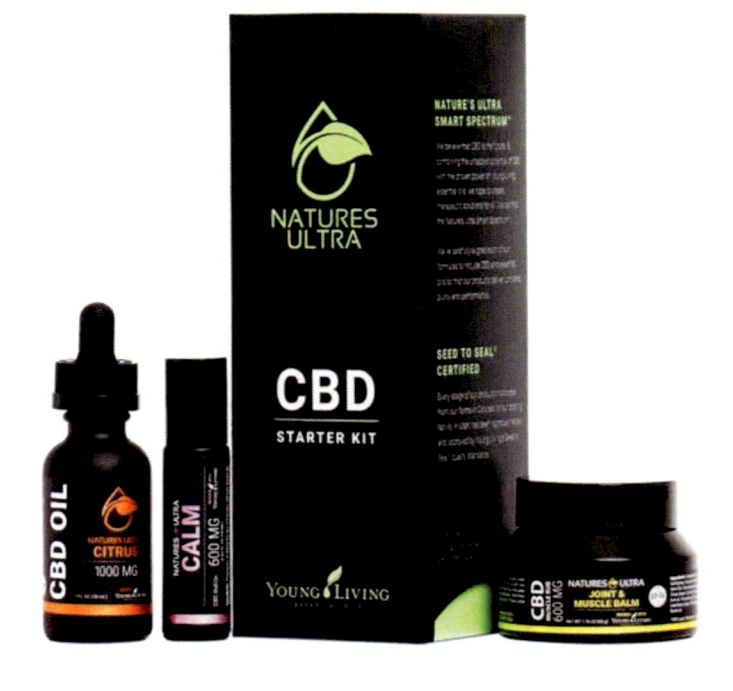

Masaje Muscular de CBD (Muscle Rub)
Los músculos pueden resentirse. Ya sea que hayas pasado el día en el gimnasio, caminando, moviendo cajas o levantando niños, requerirás de algo serio para que tu cuerpo te perdone. CDB Muscle Rub de Nature's Ultra toma la sensación de frío-caliente del mentol y le da un impulso al incorporarlo con una gama de aceites esenciales completamente naturales de Young Living: Alcanfor, Clavo, Helicriso, Limón, Menta, Árbol de Té, Ebúrnea, y más. Estos ingredientes trabajan juntos para calmar tu cuerpo cansado. Mezclado con aceites esenciales 100% puros, de grado terapéutico de Young Living Essential Oils.

Aceite de CBD de Cítricos (Citrus CBD Oil)
Cada gota de Citrus CBD Oil provee un chapoteo de energizantes aceites esenciales cítricos. Esta fórmula única y exclusiva captura todo el poder del aceite CBD y los aceites esenciales de Toronja y Naranja de Young Living.

Aceites Esenciales en este Producto:
- Aceite de Citrus paradisi† (Toronja)
- Aceite de Citrus sinensis† (Naranja)

Calma CBD Roll On (Calm CBD Roll On)
El Roll On de Calma CBD de Nature's Ultra crea un ambiente de paz el cual te ayuda relajar y tranquilizar tu mente. Este es el rolón perfecto para cuando tratas de terminar tu noche. Mezclado con aceites esenciales de Young Living.

Aceites Esenciales en este producto:
- Aceite de hoja de Eucalyptus globulus† (Eucalipto)
- Aceite de Boswellia carterii† (Inscienso)
- Aceite de Lavandula angustifolia† (Lavanda)
- Aceite de cascara de Citrus aurantium dulcis† (Naranja)
- Aceite de la raíz de Vetiveria zizanoides† (Vetiver)
- Aceite de la flor de Cananga odorata† (Ylang ylang)

DIFUSORES

DEW DROP

Hasta 4 horas de difusión continua

Control de luz LED ambiental

Cubre habitaciones de pequeñas y medianas de hasta 30 metros cuadrados

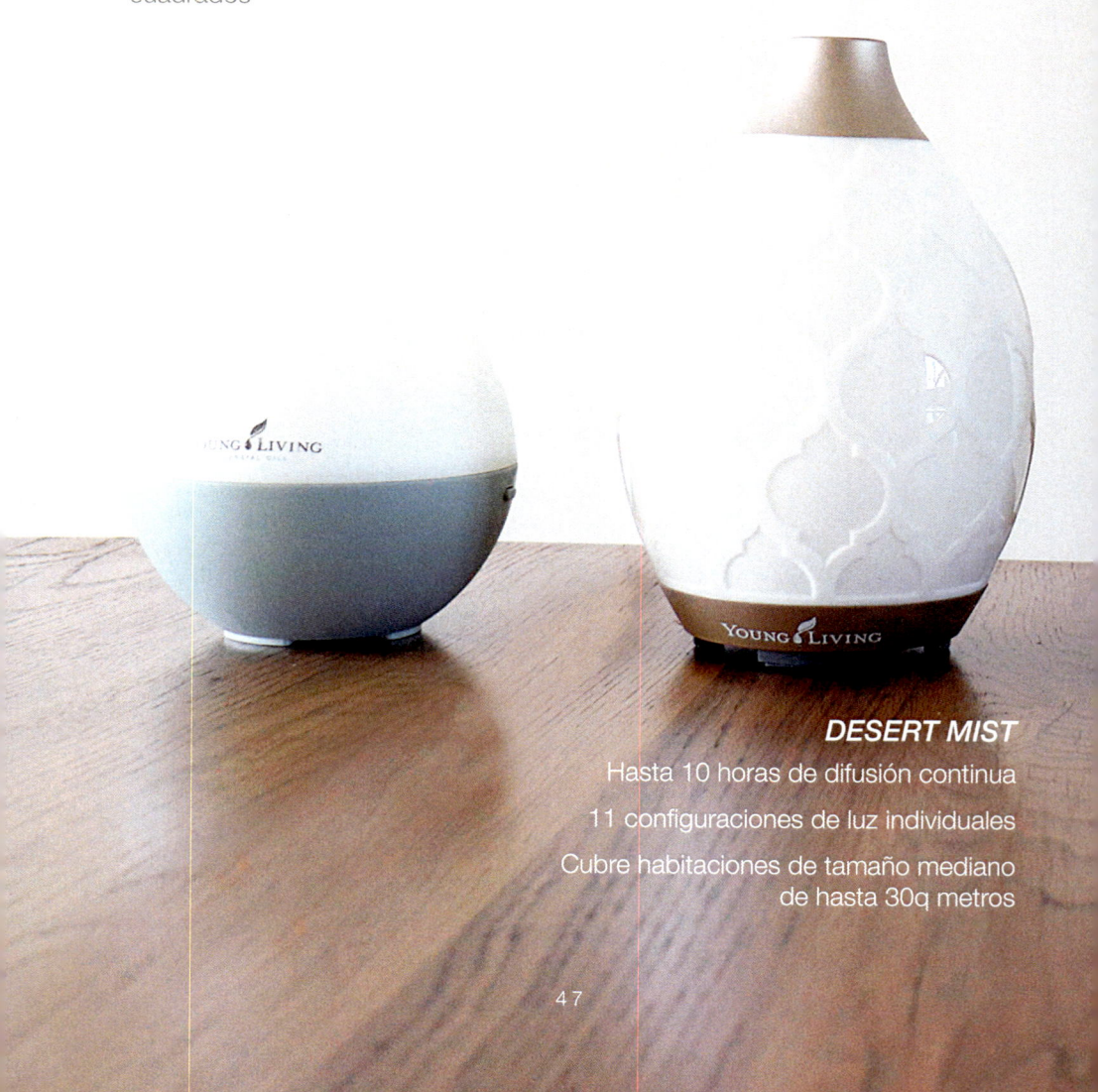

DESERT MIST

Hasta 10 horas de difusión continua

11 configuraciones de luz individuales

Cubre habitaciones de tamaño mediano de hasta 30q metros

ARIA

Hasta 4 horas de difusión continua

Luces multicolores con control remoto, Altavoces incorporados

Cubre habitaciones de gran tamaño de hasta 40 metros cuadrados

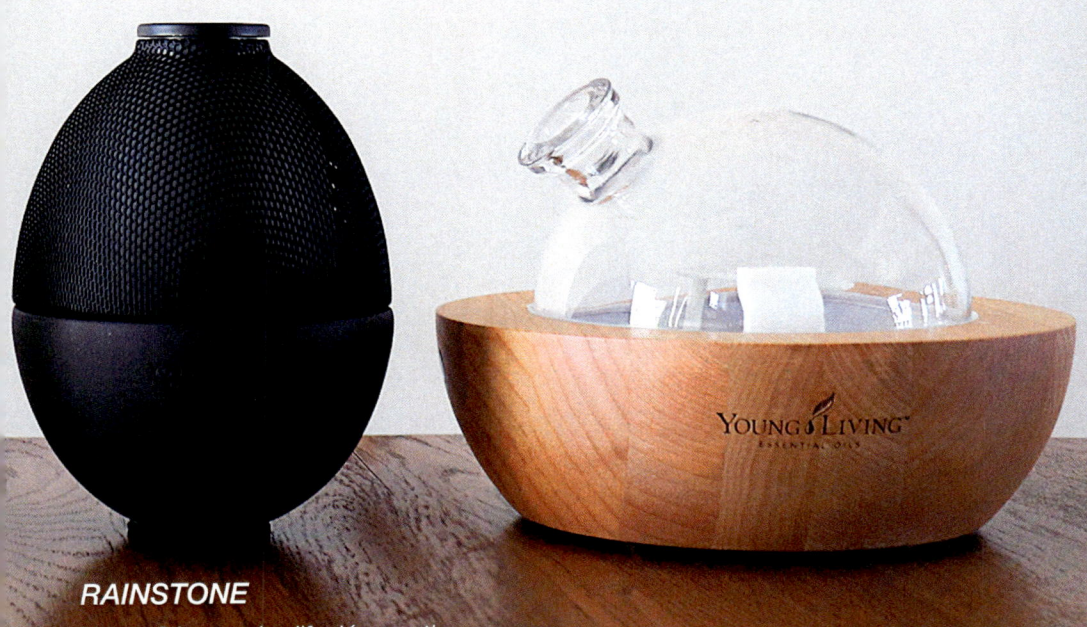

RAINSTONE

Hasta 8 horas de difusión continua

Luces multicolores con control remoto

Cubre habitaciones de tamaño mediano de hasta 30 metros cuadrados

Una Guía Para Comenzar Con Los Aceites Esenciales

PROGRAMA DE RECOMPENSAS *ESSENTIAL REWARDS*

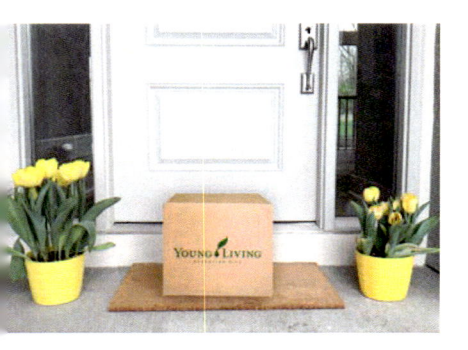

Como miembro mayorista, tiene la opción de unirse a un programa mensual de bienestar llamado "Essential Rewards". Este es un excelente programa si desea deshacerse de productos tóxicos en su hogar o simplemente reemplazar sus productos farmacéuticos. Este programa es muy bueno porque obtendrá un porcentaje que puede convertirse en productos gratuitos de su elección todos los meses.

¿CÓMO FUNCIONA?:

- Ordene sus productos mensuales a través de "Essential Rewards".
- Obtenga puntos de retorno que lo ayudarán a comprar productos gratis.
- Recibir un coste fijo en el envío.
- Pedido mínimo de $ 50.00 / mes.
- Cambie la fecha de entrega y los productos que desea cada mes.
- No hay coste para unirse y puede cancelar en cualquier momento.
- Meses 1-3 (10% de regreso en puntos de recompensa)
- Meses 4-24 (20% de regreso en puntos de recompensa)
- Meses 25+ (25% de regreso en puntos de recompensa)
- Gane aceites esenciales o productos gratis con cada promoción mensual
- Gane obsequios disponibles solo para los miembros del programa de Recompensas Esenciales cuando coloca Essentials consecutivos

Recompensas pedidos superiores a 50 PV. Obtenga recompensas cuando ordena de forma consecutiva durante 3, 6 y 9 meses, y más. ¡Además, obtendrás una mezcla exclusiva después de tu 12º mes consecutivo

Simplemente inscríbase en Recompensas Esenciales este mes y estos increíbles aceites podrían ser suyos gratis.
- 3 meses consecutivos: aceite esencial de Peppermint Vitality ™, 5 ml
- 6 meses consecutivos: mezcla de aceites esenciales Thieves® Vitality ™, 5 ml
- 9 meses consecutivos: aceite esencial de Melaleuca Alternifolia, 15 ml
- 12 meses consecutivos: ¡Lealtad, una combinación completamente nueva formulada por el fundador de Young Living, D. Gary Young, específicamente para los miembros de Recompensas Esenciales!

OPORTUNIDAD DE NEGOCIO

Cuando hablamos de convertirnos en un socio de negocios con Young Living, no estamos hablando de cultivar esta inmensa red de familias y amigos para crear algo de excepción y abundancia. Mientras comparte con amigos y familiares, comienza a ver que puede pagar los productos que ya estaba comprando, comienza a pagar las tarjetas de crédito o cubre el pago de un automóvil con los ingresos que genera como generador de negocios.

Estoy aquí para decirte que no te convertirás en millonario de la noche a la mañana. Al igual que cualquier otra cosa en la vida, requiere mucho trabajo, determinación, pasión y confianza en el producto. Entonces, ¿por qué trabajar duro? ¿Por qué trabajar para dejar su empleo actual? ¿Por qué comenzar algo que parece tan difícil? Porque comenzarás un viaje para enseñar a tus familiares y amigos cómo vivir una vida libre de químicos. A medida que su negocio comience a crecer, comenzará a llegar a más personas y les ayudará a vivir vidas más felices y saludables.

¿Quién no quiere esa libertad de "ser tu propio jefe" y ayudar a otros a convertirse en sus propios jefes también?

YLGO y YLGO+

Suscríbase y aproveche esta suscripción que ofrece créditos de envío rápidos, fáciles y gratuitos con procesamiento prioritario de pedidos, ¡exclusivamente para nuestros miembros de Essential Rewards (ER)! ¡Estas suscripciones podrían ahorrarle más de $ 122.64, o más de 10 veces la cantidad que paga actualmente cada año! *

SUSCRÍBASE Y AHORRE

Queremos que recibas los productos que amas de forma rápida y sencilla. Es por eso que estamos orgullosos de ofrecer dos opciones de suscripción con la conveniencia y la velocidad de manejo prioritario y los créditos de envío incluidos que lo ayudarán a recibir sus productos favoritos de Young Living justo en su puerta. Elija la suscripción correcta para usted, y si cambia de opinión, puede cancelarla dentro de los 20 días posteriores a la suscripción. ¡Asegúrese de suscribirse tan pronto como nuestras ofertas de lanzamiento esten disponibles!

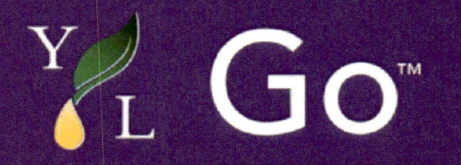

Una Guía Para Comenzar Con Los Aceites Esenciales

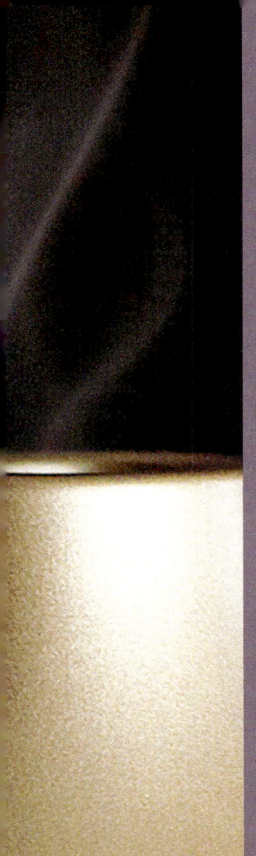

YLGo

Con la oferta de lanzamiento de YLGo, obtendrá:

- 12 créditos de entrega en la sala de emergencias, más 1 crédito de bonificación, por 13 meses de envío sin complicaciones; recibe 12 ER enviar créditos cada año siguiente
- Procesamiento de pedidos prioritarios.
- Tarifa fija de $ 10 envío durante la noche
  $59 para 12 meses

YLGo+

Con YL Go +, obtendrá una flexibilidad adicional, que incluye:

- Créditos de envío para 12 pedidos de ER, más 24 créditos flexibles que se pueden usar en envíos de pedido rápido durante los primeros 12 meses
- La flexibilidad para elegir los pedidos de recompensas esenciales o pedidos rápidos.
- Procesamiento de pedidos prioritarios.
- $ 10 tarifa plana de envío durante la noche
- Descuento en pedidos estándar una vez que se hayan utilizado todos los créditos de envío
  $129 para 12 meses

¡Inscríbase en Essential Rewards para desbloquear el acceso a su suscripción de YL Go! ¿Ya eres miembro de Essential Rewards? Suscríbase a YL Go ahora!
Basado en los gastos de envío medios.

RECETAS PARA TU DIFUSOR

Para Energía y Concentración
2 gotas de Limón
2 gotas de Lavanda

Para Refrescar el Ambiente
3 gotas de Thieves
3 gotas de Menta

Para Dulce Sueños
3 gotas de Stress Away
2 gotas de Lavanda

Para Respirar Mejor
2 gotas de Limón
2 gotas de Menta
3 gotas de Lavanda

Para Levantar
3 gotas de Citrus Fresh
2 gotas de Menta

Para el Apoyo Inmune
4 gotas de Thieves
4 gotas de Limón

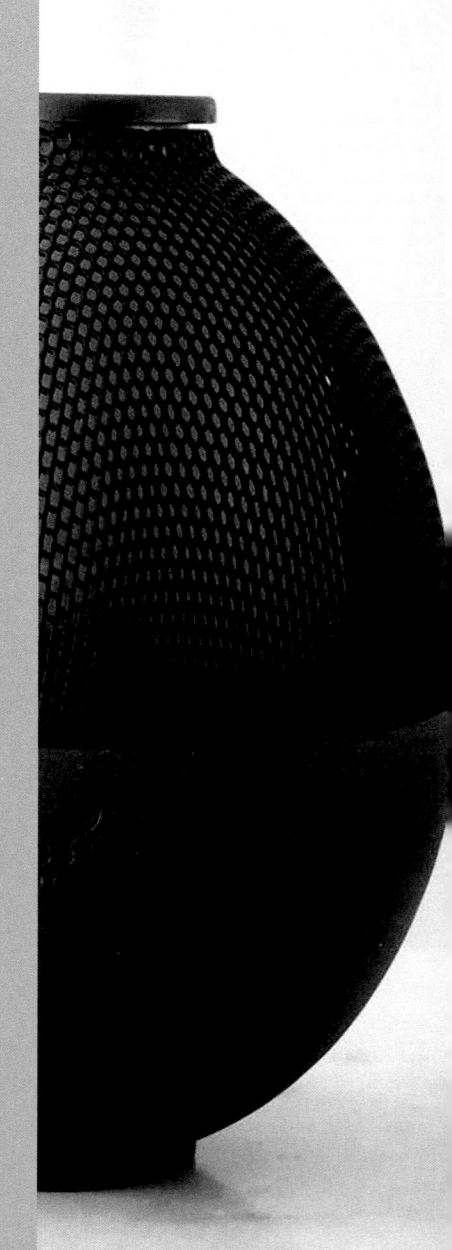

NOTAS

SOBRE LAS AUTORAS

Joseline reside en Cumming, Georgia con su familia. Ella tiene dos hijos y una hija. Brandon 27, Jason 15 y Caitlyn 18. Ella y su esposo Derek han estado casados por 20 años. Ella nació en Ponce, Puerto Rico y se mudó a los Estados Unidos cuando tenía 3 años. Criada en Bronx, Nueva York con su padres y 3 hermanos. Hablar español ha sido su primer idioma hasta que comenzó la escuela. A lo largo de los años, aprendió a leer y escribir en español. Durante su carrera en Corporate America y trabajando en educación, ha podido usar su experiencia en español.

Joseline encontró a Young Living por accidente cuando estaba en busca de apoyo para sus hormonas después de nueve cirugías debido a complicaciones con la Endometriosis. Su aceite de vida es Progessence Plus. Ella está en un viaje para enseñar a otros acerca de los aceites esenciales y vivir una vida más saludable al eliminar las toxinas de sus cuerpos y productos químicos de sus hogares.

Gladys reside en Suwanee, Georgia junto con su familia. Tiene dos hijas y un hijo. Cecilia 26, Gianni 16 y Sarina 13. Ella y su esposo Giovanni han estado casados por más de 18 años. Gladys nació en Elizabeth, Nueva Jersey y fue adoptada al nacer por sus padres puertorriqueños. Ella vivió en Newark, Nueva Jersey junto con dos hermanas la mayor parte de su vida. Su primer idioma fue el español y poco después de comenzar la escuela comenzó a aprender inglés. Inmediatamente después de graduarse de la escuela secundaria, comenzó a trabajar en el campo médico y siempre se sorprendió con el cuerpo humano. Poco después de comenzar su familia, Gladys se graduó de la universidad y comenzó a trabajar como tecnóloga quirúrgica.

Gladys fue presentada a Young Living por su muy buena amiga Joseline. Su hijo fue diagnosticado con TDAH cuando tenía 10 años. Estaba buscando un remedio natural para ayudar a su hijo a concentrarse en la escuela. Y ahora, ella tiene la misión de ayudar a otras familias a comenzar su viaje para vivir una vida más natural.

Gladys y Joseline han sido amigas desde hace muchos años. Juntas comenzaron a enseñar clases de bienestar sobre aceites esenciales y productos químicos en el hogar. Muchos de sus nuevos miembros querían que sus clases se enseñaran en español para sus amigos y familiares. Después de investigar, descubrieron que hay recursos muy limitados para la comunidad hispana. Este libro de guía para principiantes fue creado para ayudar a la comunidad hispana. Se puede usar fácilmente como libro de referencia para ayudar a los miembros a impartir una clase ellos mismos.

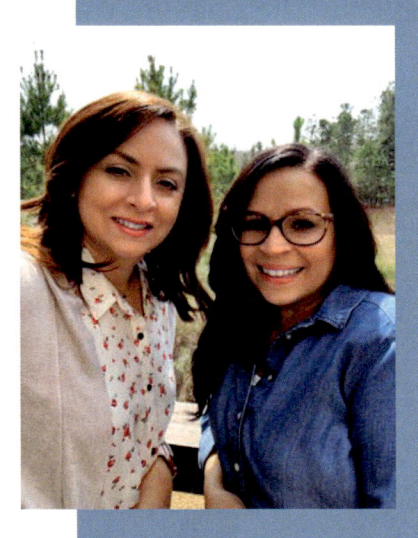

Una Guía Para Comenzar Con Los Aceites Esenciales

ÚNASE A NOSOTROS

Para hacerse miembro, visite YoungLiving.com y seleccione Convertirse en Miembro. Ingrese el número de miembro de su patrocinador en ¿Quién lo presentó a Young Living? Luego, complete su solicitud de Miembro Mayorista. Si no tiene un número de miembro, contáctenos para que podamos ponerlo en contacto con alguien de su área.

CORREO electrónico:

losaceitesdiarios@gmail.com

Para accesorios de aceites esenciales, visite:
www.AgapeAroma.com o use el código QR